医疗机构
标识语英译

CHINESE-ENGLISH
TRANSLATIONS OF SIGNS
MEDICAL INSTITUTIONS

陈沂 著

U0288824

化学工业出版社

·北京·

本书基于医疗机构实际使用的标识，并按公共场所通用、功能区域划分、医疗机构名称、临床医技部门、传统医学、行政后勤部门、医疗机构从业人员身份、警示提醒等进行归纳分类，每一部分均提供此类中英文标识的范例，侧重对英译要点、注意事项的阐述，并提供个别错误实例以资对照。本书收录中英文对照标识语共 2700 条。本书适合医疗卫生机构管理人员阅读参考。

图书在版编目（CIP）数据

医疗机构标识语英译/陈沂著 . —北京：化学工业出版社，2018.5
ISBN 978-7-122-31877-0

Ⅰ.①医⋯　Ⅱ.①陈⋯　Ⅲ.①医药卫生组织机构-标识-英语-翻译-研究　Ⅳ.①R197

中国版本图书馆 CIP 数据核字（2018）第 065335 号

责任编辑：戴小玲　　　　　　　　　文字编辑：焦欣渝
责任校对：王素芹　　　　　　　　　装帧设计：刘丽华

出版发行：化学工业出版社（北京市东城区青年湖南街 13 号　邮政编码 100011）
印　　装：三河市延风印装有限公司
710mm×1000mm　1/16　印张 13¼　字数 267 千字　2018 年 9 月北京第 1 版第 1 次印刷

购书咨询：010-64518888（传真：010-64519686）　售后服务：010-64518899
网　　址：http://www.cip.com.cn
凡购买本书，如有缺损质量问题，本社销售中心负责调换。

定　　价：98.00 元

标识应用于日常生活的方方面面，和人们生活息息相关。 标识的应用是为满足社会公众的社会、行为和心理需求，提供一种信息服务，发挥指示、引导、警告、禁令等功能。 医疗机构是重要的公共场所之一。 随着改革开放的日益深入和经济社会的不断发展，外国友人在国内医疗机构就医的概率越来越高，国际化趋势对医疗机构标识翻译、制作提出了更高要求。

中国医院标识系统变革始于 1995 年前后，当时一些医院出于自身发展的需要，引入商用标识导向系统，以改善就医环境、提升服务品质。而双语标识研究与应用真正兴起则是在 21 世纪初，北京第 29 届夏季奥林匹克运动会、上海世界博览会前后达到顶峰。 北京成立规范公共场所英语标识工作领导小组，发布实施我国第一个省级行政区划出台的关于公共场所双语标识译法的地方标准，并开展公共场所英语标识专项整治，开创了公共场所标识语研究应用的新局面。 近年来，全面建成小康社会、全面深化改革、全面依法治国、全面从严治党等"四个全面"战略布局的提出以及"一带一路"战略构想的实施，"走出去、迎进来"更加频繁，迎来了社会各界对双语标识新一轮的关注。

由于标识语多则几句话，少则几个字，许多人误以为翻译十分简单，即使北京公共场所双语标识英文译法发布之后，全国各地中英文标识使用混乱、错误严重的状况仍然没有得到改观，一些英文标识设置存在很大的随意性、盲目性，有的甚至令人啼笑皆非。 笔者曾对某沿海开放省份最具代表性的三家三级甲等综合医院的中英文标识进行调查，结果显示被调查医院使用中英文标识比较普遍，但被调查的中英文标识正确率仅 44.00%，问题标识发生率高达 56.00%。 究其原因，主要是由于标准参考缺乏、翻译专业人才参与不足、反馈纠错机制不健全等。 相对而言，医疗机构分科较细，涉及的专业部门、功能科室繁多，北京标准中规定的译法过于原则，不能满足实际需求，在分类上不够清晰，检索时也不够方便，某些译法不够准确。 同时，探究医疗机构标识规划、英译、制作流程，不难发现，起主导作用的多为广告标牌公司，对标识图案设计、材质、工艺十分讲究，但在翻译上却鲜有翻译专业人才参与，遑论熟悉医疗机构运营的医学英语人才参与了。 有时遇到某个专业翻译，仅以个别医护人员的翻译为准，出现英文标识错误在所难免。

以往的研究中多是基于英文的标识，来对照研究中文标识的规范。本书的特点在于以中文标识为基准，寻找最为贴切的翻译，并按照医疗机构的管理实际进行分类，书中以"小贴士"的形式对一些错误的案例、似是而非的翻译以及可能造成误解的"正确"译法进行辨析。 本书无意于改变在公众习惯中已经形成、长期使用的中文标识，而是致力于突破医疗卫生的行业性和术语翻译的专业性，建立医疗机构标识英译的标准化词库，为医疗卫生机构管理人员提供较为详尽的医疗机构中英文标识"傻瓜工具书"。

本书的撰写、出版缘于 2008 年笔者获得的一项福建省教育厅社会科学研究项目——《医疗卫生机构汉英标识及英译规范研究》。 十多年来，笔者从未中断过关注标识语的英译，每到一家医院都会去看看标识翻译，随手拍摄收集标识语，甚至到外地、出国学习及旅游也是如此，几成"强迫症"，日积月累，收集的照片达到数万张，使得本书的案例更接地气、更贴实际。 希望我们的努力助于改进和完善国内医疗机构的英文标识系统，也希望各界朋友、同行对书中的错漏之处予以批评指正。

本著作出版得到福建省科技厅软科学研究科技计划项目部分资助，感谢项目参与者黄守勤、王滔的大力支持与无私帮助。

著者

2018.5.1

1　"凡例"是本书编入的医疗机构中英文标识的范例、归类、编撰的解释和说明。　各章节中英文标识排列的先后次序无特别含义。

2　本书基于医疗机构实际使用的标识，并按"公共通用、区域划分、功能设施（包括门诊、住院、行政职能、后勤保障、身份识别）、警示提醒"等进行归纳分类，每一部分均提供此类中英文标识的范例，侧重于中英文内容对照，对于英译要点、注意事项，以及必要时提供错误实例以资对照的，则以"小贴士"形式列于该标识语后。

3　本书各章节涉及标识的翻译按国际通用惯例，遵循英语语言习惯，有正式汉英词典对照的，则取其译法，无者则根据目前习惯按约定俗成的原则译出，如重症监护室（ICU，Intensive Care Unit）。

4　双语标识各个条目中，中文"（）"内的内容是对中文内涵的补充说明或同一标识内容的另一种中文表达，中文"〈〉"内的内容是对该信息使用场合的说明，英文"或"后为供选择的其他译法。　译法中需要进一步说明，或必须向读者交代的事项，则以"小贴士"或在页脚以"注释"的形式体现。

5　医疗部门专业性很强，科室、专业、身份等名称非常繁杂，为了便于分类与查询，本书主要以原卫生部颁布《医疗机构诊疗科目名录》为依据，并照顾到国内医疗机构实际的功能分布、组织架构等特点，对各种标识语进行排序、归类，尽量避免缺漏项，并体现条理性。　在门诊、住院、检查检验等区域使用的标识归入区域划分标识，而在上述区域均通用的专业部门标识则收录在"功能设施"部分。

6　医疗机构标识上的地名通常采用汉语拼音标注，汉语拼音用法按符合 GB/T 16159 的要求，汉语拼音均大写。　已经被社会普遍接受的单位名称，如北京协和医院 Peking Union Medical College Hospital，复旦大学附属儿科医院 Children′s Hospital of Fudan University，则延续原用法。

7　医疗机构英文标识的大小写，按国际通行的惯例，遵循英文语言习惯，句中或短语中实意单词可全部大写或首字母大写，其余小写，介词、冠词小写，如当心触电 Danger! High Voltage。　机构名称、专有名词英文缩写的均大写，如质量控制中心 Quality Control Center，缩写 QCC；疾病预防与控制中心 Center for Disease Control and Prevention，缩写 CDC。

8 正如翻译家 Eugene A. Nide 在《语言、文化与翻译》一书中所指出的："对于真正成功的翻译而言，熟悉两种文化甚至比掌握两种语言更为重要，因为词语只有在其作用的文化背景中才有意义。"标识语翻译更要注意因地施策，根据标识的语境选用适宜的译文，如综合医院内的"老年内分泌科"译作 Geriatric Endocrinology Department，若为老年医院里的老年内分泌科，只需译作"Endocrinology Department"即可。此类情况在儿童、妇产等专科医院里十分常见，应因语境而有所调整，不可机械照搬。

9 附录部分提供与本书内容相关的一些文献，供读者参考。

目录

第一章 公共场所通用双语标识

第一节　方位标识……………… 002
第二节　楼层标识……………… 003
第三节　出入口标识…………… 004
第四节　卫生间标识…………… 005
第五节　停车管理标识………… 012
第六节　消防安全标识………… 014
第七节　楼梯通道标识………… 019
第八节　无障碍设施标识……… 020
第九节　公共服务设施标识…… 021

第二章 功能区域划分中英文标识

第一节　划区标识……………… 024
第二节　建筑标识……………… 025
第三节　平面图标识…………… 027
第四节　门急诊区域标识……… 027
　一、门诊类型………………… 028
　二、收费/挂号/办卡………… 029
　三、分诊/咨询/综合服务…… 030
　四、急诊……………………… 031
　五、门诊公共设施…………… 032
　六、其他相关标识语………… 034
第五节　住院区域标识………… 036
　一、病房类型………………… 036
　二、病房功能设施…………… 039
　三、病人生活设施…………… 043
　四、床头卡、腕带标识……… 044
　五、其他……………………… 046

第三章 医疗机构名称中英文标识

第一节　识别名称……………… 048
第二节　通用名称……………… 049
第三节　机构名称英译示例…… 056

第四章 临床、医技部门中英文标识

第一节　通用、识别名称总则 … 060

一、通用名称 …………… 060

二、识别名称 …………… 061

第二节　诊疗科目标识 …… 062

一、预防保健科 ………… 062

二、全科医疗科 ………… 063

三、内科 ………………… 063

　1. 综合内科 …………… 063

　2. 呼吸内科 …………… 063

　3. 消化内科 …………… 064

　4. 神经内科 …………… 065

　5. 心血管内科 ………… 067

　6. 血液内科 …………… 069

　7. 肾内科 ……………… 070

　8. 内分泌科 …………… 070

　9. 内科系统其他专科、

　　专病门诊 …………… 071

四、外科 ………………… 071

　1. 普通外科 …………… 071

　2. 神经外科 …………… 074

　3. 骨科 ………………… 075

　4. 泌尿外科 …………… 076

　5. 胸外科 ……………… 078

　6. 心外科 ……………… 078

　7. 肿瘤外科 …………… 078

　8. 烧伤科 ……………… 078

五、妇产科 ……………… 079

六、妇女保健科 ………… 084

七、儿科 ………………… 084

八、小儿外科 …………… 086

九、儿童保健科 ………… 087

十、眼科 ………………… 087

十一、耳鼻咽喉科 ……… 089

十二、口腔科 …………… 091

十三、皮肤科 …………… 093

十四、医疗美容科 ……… 094

十五、精神科 …………… 094

十六、传染科 …………… 098

十七、结核病科 ………… 098

十八、地方病科 ………… 098

十九、肿瘤科 …………… 098

二十、急诊医学科 ……… 100

二十一、康复医学科 …… 106

二十二、运动医学科 …… 107

二十三、职业病科 ……… 107

二十四、临终关怀科 …… 108

二十五、特种医学与军事医

　　　　学科 …………… 108

二十六、麻醉科 ………… 109

二十七、疼痛科 ………… 110

二十八、重症医学科 …… 110

二十九、医学检验科 …… 111

三十、病理科 …………… 114

三十一、医学影像科 …… 115

　1. 放射科 ……………… 115

　2. 核医学科 …………… 117

　3. 超声诊断科 ………… 118

三十二、药学部 ………… 120

三十三、健康体检 ……… 122

三十四、院感管理 ……… 124

三十五、干部保健 ……… 124

三十六、其他标识 ……… 126

第五章 传统医学（中医）相关中英文标识

第一节 中医科…………… 128
一、以《医疗机构诊疗科
目名录》中中医专业
命名 …………………… 129
二、以中医脏腑名称命名 …… 130
三、以疾病、症状名称

命名 …………………… 131
四、临床专业科室名称 …… 132
五、门诊诊室及治疗室 …… 133
第二节 民族医学科………… 134
第三节 中西医结合科……… 134

第六章 行政后勤部门的中英文标识

第一节 各类委员会 ………… 136
第二节 党群部门 …………… 137
第三节 办公室系列 ………… 138
第四节 医务管理部门……… 139
第五节 护理管理部门……… 140

第六节 人力资源管理部门…… 140
第七节 科研教育管理部门…… 140
第八节 财务管理部门……… 142
第九节 后勤保障部门……… 143
第十节 信息管理部门……… 145

第七章 医疗机构从业人员身份中英文标识

第一节 身份标识公共用语…… 148
第二节 学历学位…………… 148
第三节 职务、职称系列…… 149
一、行政职务系列………… 149

二、临床医技职称………… 150
三、教学科研系列………… 155
四、档案/图书管理系列 … 155
五、其他…………………… 156

第八章 警示提醒中英文标识

第一节 禁止类…………… 158

第二节 警告类…………… 161

第三节　指令类……………… 162　　　第五节　说明类……………… 164

第四节　提示类……………… 163

索引

参考
文献

后记

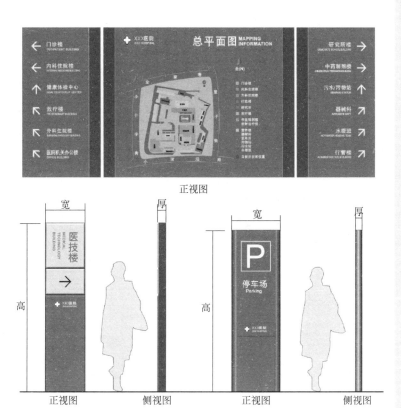

正视图

■ 道路及建筑导向标识、
　各单体建筑名称说明标识A

■ 道路及建筑导向标识、
　各单体建筑名称说明标识B

方向
Direction
表示方向

入口
Way in
表示入口位置或
指明进去的通道

出口
Way out
表示出口位置或
指明出去的通道

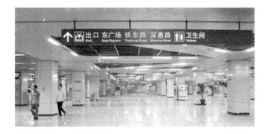

❶　依据中华人民共和国国家标准:《标志用公共信息图形符号》第 1 部分和第 6 部分（GB/T 10001.1—2006 和 GB/T 10001.6—2006），但对内容进行增补，对其中有异议的英文翻译进行修正。

方向
Direction

第一节　方位标识

- 东　East 或 E
- 西　South 或 S
- 南　West 或 W
- 北　North 或 N
- 东南　Southeast 或 SE
- 西南　Southwest 或 SW
- 东北　Northeast 或 NE
- 西北　Northwest 或 NW
- 前　Front
- 后　Back
- 上　Upper
- 中　Middle
- 下　Lower
- 内　Inner
- 外　Outer

小贴士

方位词含有指示方向的意义时应译成英文，当方位词本身固化为地名或名称的一部分时，方位词采用汉语拼音，如：

北纬路　BEIWEI Rd.

通常情况下方位词译成英文时位置不变，在一些较为复杂的地名中，方位词的位置根据需要置于最后；当地名以方位词开头且需要译成英文时，英文方位词采用缩写形式，如：

东长安街　E. CHANG'AN Ave

- 前门　Front Door
- 后门　Back Door
- 东门　East Gate
- 西门　South Gate
- 南门　West Gate
- 北门　North Gate

🌿 小贴士

在中国人看来，无论是院区的"入口"，还是医院的"大门"，或者建筑内的"房门"都叫"门"，而对应的英文词汇有：entrance、gate 和 door。

医院的主入口一般用"Entrance"，详见第三节出入口标识。

gate 与 door 两个词都有"门"的意思。gate 多指进出户外的门或栅栏门，例如：

① the school gate

② the park gate

door 是指活动的平板或嵌板，用以打开或关闭某个出入口，如建筑物 (building)、房间 (room)、车辆 (vehicle) 及家具 (furniture) 等的"门"或"门口"。例如：

① open/shut the door, the cupboard door/car door

② If you can't get in the front door, go to the back door

因此，如果是病区或门诊部、住院部的前门或后门，还是译作 Front Door 或 Back Door，而院区的方位入口或 1 号门、2 号门则根据实际译作 Entrance 或 Gate。

第二节　楼层标识

● 一/二/三/四/五层（楼）　F1/F2/F3/F4/F5

● 地下一层/二层/三层　B1/B2/B3

● 通往×××　To ×××

🌿 小贴士

在楼层标识实际制作时常用"楼层＋F"的形式，其中楼层数字大些，"F"字号相对较小；而地下楼层，也有标作"－1＋F"的形式，依此类推，见图 1-1。

图 1-1

在某国际机场，一块提示牌将"二楼"翻译为"the two floor"（图 1-2），不禁让人深感：机场方面在提示语的英语翻译上急需更上一层楼。

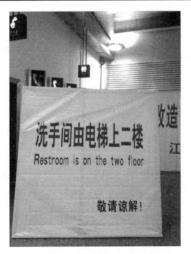

图 1-2

第三节　出入口标识

- 入口　ENTRANCE 或 Entrance 或 Way in
- 出口　EXIT 或 Exit 或 Way out

> **小贴士**
>
> 指示入口（或出口）的方向时译为 Way in（或 Way out）。

- 紧急出口　Emergency Exit
- 安全出口　EXIT 或 Exit
- 患者入口　Patient Entrance
- 探视入口　Visitor Entrance
- 主入口　Main Entrance
- 医院主入口　Hospital Main Entrance
- ×楼×出口　F×× Exit

> **小贴士**
>
> "×楼"表示楼层，"×出口"表示方位，如：
>
> 一楼北出口　F1 North Exit

- 南出口〈×××〉　South Exit ×××
- 北出口〈×××〉　North Exit ×××

🌿 小贴士

不同"口"的译法：

一般"入口"以及"……入口"均译为 Entrance，如"住院入口"译为 Entrance 即可；而"出口"却有多种的中文表达，如××出口、安全门、太平门、安全通道等，此类均译为 Exit，如"门诊出口"译为 Exit 即可；"紧急出口"译为 Emergency Exit。

图 1-3 将出口误译为"Export"。虽然"Export"中文是译为"出口"，但此"出口"乃商贸用语，指把货物运往国外或外地，非彼"出口"。

左行紧急出口

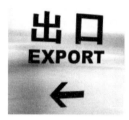 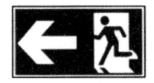

图 1-3　　　　　　　　　　　　　　图 1-4

楼层的指示方位时常有"左行紧急出口""右行紧急出口""直行紧急出口中"或"左行""右行""直行"等类似的标识语，因为有比较明确的图形标识，见图 1-4，对于此类的中文可不必翻译。当然，若遇到个别图形标识不是国际通用时，或图形标识不明确的，标识语中的文字就必须译出。

- 推〈门〉　PUSH 或 Push
- 拉〈门〉　PULL 或 Pull
- 此路不通〈多标识于无法通行的门上〉　Blocked 或 No Exit
- 开(开放)　Open
- 营业中　Open
- 暂停服务　Temporarily Out of Service
- 关闭　Closed
- 下班　Closed 或 Off Duty

第四节　卫生间标识

- 洗手间（厕所、卫生间）　Toilet

男洗手间　Gents 或 Men

女洗手间　Ladies 或 Women

🌿 小贴士

　　卫生间的英译历来比较纠结，也屡屡为社会所诟病。不仅是因为卫生间的叫法五花八门，厕所、洗手间、卫生间、盥洗室是最常见的，还有更衣室、厕所间、马桶间、男厕、女厕、公厕、便所、茅坑、茅厕等，更有某旅游区的公厕命名创新，男厕所叫"观瀑亭"，女厕所叫"听雨轩"，甚至某酒楼的厕所叫"轻松阁"等等。

　　中文表述千变万化，英语也有各种不同的版本，如 Toilet、Washroom、Restroom、Lavatory、WC、Bathroom、Loo 等。Toilet 与 WC 在以往的中英双语标识中最为常见，然而 Toilet 一词实指马桶这一装置，WC（Water Closet）是过时的英式英语，在谈及房屋建设计划时才会使用到。Lavatory 是一个起源于 14 世纪的词，是超级古老正经的"厕所"，飞机上现在还保留该用法；英国、香港、澳大利亚、新西兰等国家的公共厕所标识多使用"Public Toilet"，"Public Lavatory（缩略为 lav）""Public Convenience"，非正式的用法还有"Public Loo"；在菲律宾英语中公共厕所标识最常使用的是"Comfort Room"或是"C.R."。在美式英语中，常使用 Restroom、Bathroom 和 Washroom 代替 Toilet，公共厕所常被称为"Men's Room""Women's Room"或是"The Gents（男厕所）""The Ladies（女厕所）"；而"John"则是美式英语中用以表达 toilet 的俚语。

　　国内关于公共厕所的英译，大多使用"Public Toilet"或是"WC"（图 1-5），而标识"W.C."非国际通用，不建议采用。涉及性别时，男厕建议标识为 Gents 或 Men；女厕建议标识为 Ladies 或 Women。实际制作时还要注意 Gents、Ladies 与 Men、Women 配对才行。若如图 1-6 这样错开使用，虽然不会造成误解，但总感觉别扭。

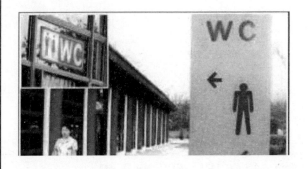

图 1-5

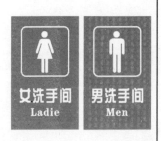

图 1-6

　　某些厕所涉及性别时译为"Male"和"Female"（图 1-7）。因"Male"和"Female"

倾向表达"雄性"和"雌性"，常用于研究和医学领域，带有一定的动物性，不具备人文性质，建议予以采用。但由于现在某些公示语英译标准中仍然采用上述译法，故在实际应用中还是很常见的。

男性
Male
表示专供
男性使用的设施

女性
Female
表示专供
女性使用的设施

图 1-7

有时，男女并排图示表示卫生间已经深入人心，不标中英文也能让人明白所表达的意思，诸如图 1-8 所示，在公共洗手间的门口，用男性标识图的一半（蓝色）、女性标识图的一半（粉红），分别标识男、女洗手间，一目了然、简洁大方。

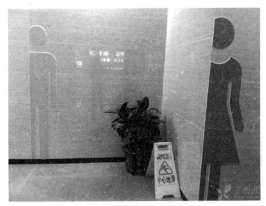

图 1-8

● 第三卫生间　Gender-neutral Restroom

🌿 小贴士

第三卫生间也被称为"中性卫生间"、"性别友好卫生间"（图 1-9），有别于现有公厕的男女分区设置，有独立的出入口，其用途主要为方便父母带异性的孩子、子女带异性的年迈父母外出时照顾其如厕。在发达国家的景区、交通枢纽和商业中心，第三卫生间已成为标配。国内不少景区、公共场合已经设置了第三卫生间。医院里的急诊科、输液厅的卫生间往往也设置为"中性"的，方便家属、护理人员陪伴患者（患儿）如厕。在台湾儿童医院或综合医院儿童区域内，第三卫生间也标识为"亲子厕所"，译作"Baby-mother Toilet"，也不失为一种富有人情的表达。而在美国常见的是"All-Gender Restroom"或者"Family Restroom"（图 1-10）。

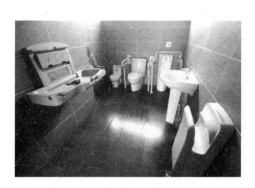

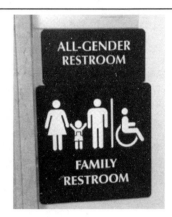

图 1-9　　　　　　　　　　　　　　　　　图 1-10

- 跨性别卫生间　Transgender Restroom
- 无性别厕所　Unisex Toilet
- 环保厕所　Eco-friendly Toilet
- 蹲式厕所　Squat Toilet
- 隔离卫生间　Toilet

小贴士

医学上为防止疾病传染而对疑似感染或已感染了传染性疾病的人群实行检疫隔离，在隔离区或隔离病房内设置的卫生间，中文标识常为"隔离卫生间"，因为是在隔离区内使用的标识，笔者认为英文只需译为"Toilet"。网络上有将"隔离卫生间"译作"Isolation Toilet"，似乎是参照"隔离病房"（Isolation Ward）而译，事实上为纯语言翻译，在英美国家并不常用。而"Quarantine"一词似乎更接近于检疫隔离的原意。

- 无障碍厕所　Wheelchair Accessible

小贴士

无障碍设施是指保障残疾人、老年人、孕妇、儿童等通行安全和使用便利，在建设工程中配套建设的服务设施，包括无障碍通道、电（楼）梯、平台、房间、洗手间、席位、盲文标识和音响提示以及通讯、信息交流等其他相关生活的设施，英文可标识为"Barrier-free Facilities"或"Wheelchair Accessible"。如在通道内标识 Wheelchair Accessible 表示无障碍通道，在厕所内标识 Wheelchair Accessible 表示无障碍厕位。更多详见第八节无障碍设施标识。

- 洗手液　Sanitizer
- 皂液分发器　Soap Dispenser
- 感应出水　Automatic Faucet 或 Automatic Tap

小贴士

感应自助出水的水龙头中文有标识"感应出水""自动出水""伸手出水"的，一般英译为"Automatic"或"Automatic Tap"即可。网络上检索有译为"Induction Water Outlet"，有逐字翻译之嫌。

- 饮用水　Potable Water 或 Drinking Water
- 非饮用水　Non-potable Water
- 冷〈水龙头出水〉　Cold
- 热〈水龙头出水〉　Hot
- 卷筒卫生纸　Toilet Paper
- 纸巾　Tissue
- 双手下拉纸巾〈常标识于卫生间纸巾盒上〉　Pull Down with Both Hands
- 请节约用纸〈用于洗手间〉　Please Save Toilet Paper
- 厕所用后自动冲洗　Automatic Flushing
- 请节约用水　Please Save Water
- 用水请踩踏板(踏板放水)　Press the Pedal

卫生间相关标识语翻译错误案例：

（1）图 1-11 为网络供图，遑论是否翻译正确，仅第一、第二个英文单词均拼写有误。因有形象的图标指示，可不用英译。非译不可时，可参照"踏板放水 Press the Pedal"。

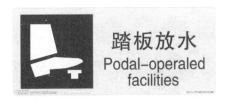

图 1-11

（2）"洗手间"可译为"Washroom"或"Restroom"（美式英语用法），但不建议译为"Washing Room"，因其亦指"洗涤室、清洁室"，可能会引起歧义。

图 1-12 为某医院内将一间用于患者家属休息的房间译为"Rest room"，这是令外国人误解的一个标识。

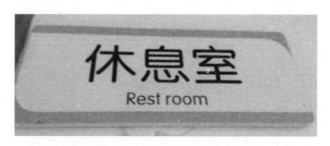

图 1-12

（3）某国际机场的洗手间将"上前一小步，文明一大步"译为"Please Aim Carefully"（图 1-13），也有译为"To preceding half step A civilized stride"（图 1-14），建议译为"建议使用相关的图示或者不译"。

（4）图 1-15 中将"烘手器"误译为"Dries the Hand"，正确应译为"Hand Drier"。虽然该译法也能让人读懂，但却不是该标识的正确译法。

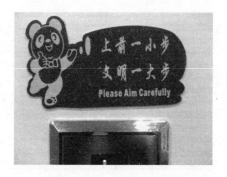

图 1-13

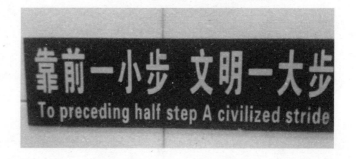

图 1-14

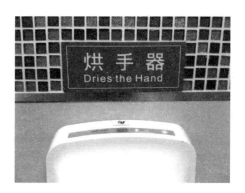

图 1-15

（5）"小心地滑"之类的警示标识常用于洗手间内，笔者收集至少有以下三种译法（图 1-16～图 1-18）："Careful Landslip" "Carefully slide" "Carefully slipping"。建议译为"Caution，Slippery Floor"。

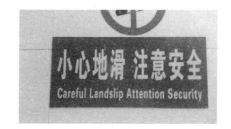

图 1-16

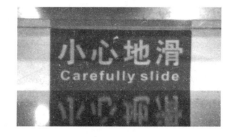

图 1-17

图 1-18

（6）紧急呼叫装置是医院卫生间必须安装的设施，当患者在卫生间（包括残疾人专用卫生间）内发生突发情况时，可以按下该装置求救。图 1-19 用 "Seeks Help" 标识英文，尚可理解；然而，图 1-20 那样翻译，虽然也不会产生误解，但却是逐字翻译。事实上，如图 1-21 所示的 "SOS" 标识，比任何一个译文都来得直观。只是貌似有些小伙伴会错将 SOS 按钮当冲水按钮，大家千万要记得看清标识呦！

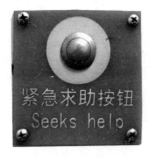

图 1-19

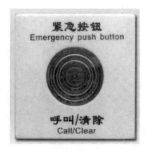

图 1-20

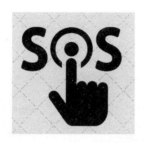

图 1-21

● 因故停用　Out of Order 或 Out of Service

🌿 **小贴士**

除了卫生间发生故障暂停使用，英语标识为"Out of Order"或"Out of Service"外，公共场所中设备、设施如电梯、空调、自助机等因故停止使用时均可使用该标识语。

第五节　停车管理标识

● 停车场　Parking
● 医院主停车场　Hospital Main Parking
● 公共停车场　Public Parking
● 员工停车场　Parking（Staff Only）或 Employee Parking
● 停车楼　Parking Building
● 地下停车场　Underground Parking 或 Basement Parking
● 地下一层停车场　B1 Parking

- 地下二层停车场　B2 Parking
- 地下三层停车场　B3 Parking
- 免费停车场　Free Parking
- 收费停车场　Pay Parking
- 自行车停放处　Bicycle Parking 或 Parking for Bicycle
- 停车场入口　ENTRANCE 或 Entrance 或 Parking Entrance
- 停车场出口　EXIT 或 Exit
- 让（避让）　Yield
- 停　Stop
- 停车领卡　Stop for Ticket
- 爬坡车道　Steep Grade
- 长下坡慢行　Steep slope—Slow Down
- 车辆慢行　Slow Down
- 陡坡减速　Steep Incline—slow Down
- 追尾危险　Do Not Tailgate
- 小心路滑　Slippery When Wet
- 保持车距　Keep Distance
- 禁止停车　No Parking
- 通道两侧禁止停车　No Parking on Either Side
- 仅供停放小车　Car Parking Only
- 车位已满　Lot Full
- 停车场须知　Parking Notice
- 停车车位　Parking Space
- 停车时限　Parking Time Limit
- 停车费　Parking Fees 或 Parking Charges
- 停车收费系统　Parking Payment System
- 代客泊车　Valet Parking
- 紧急情况，请拨打×××〈电话号码〉　Call ××× in Emergency

✿ 小贴士

关于停车管理的标识，国家已有通用的交通标识标准，大多数情况下只要通过图形标识即可，文字标注仅起到辅助提示作用。

主要的交通标识标准有：

GB 2894 安全标志及其使用导则

GB 5768.1 道路交通标志和标线 第1部分：总则

GB 5768.2 道路交通标志和标线 第2部分：道路交通标志

GB 5768.3 道路交通标志和标线 第3部分：道路交通标线

第六节 消防安全标识

- 消防设施（消防器材） Fire Equipment 或 Fire Extinguisher
- 灭火设备 Fire-fighting Equipment

> ### 小贴士
>
> Fire Equipment 及 Fire-fighting Equipment 一般指消防设施总称或灭火设备集中存放的地方；而 Fire Extinguisher 多指灭火器，在这里用于指代消防设施或灭火消防器材。在译"灭火器（灭火器箱）"时，仍用"Fire Extinguisher"。灭火器材又分以下几种：
>
> 手提式灭火器 Portable Fire Extinguisher
> 推车式灭火器 Wheeled Fire Extinguisher
> 消防炮 Fire Monitor

- 消防栓（消火栓） Fire Hydrant

> ### 小贴士
>
> "消火栓"是指与供水管网连接，由阀门、出水口和壳体等组成的消防供水的装置，是扑救的防止火灾蔓延扩大的重要供水装置。关于消防栓，网络上多处可查到"Fire Department Valve"的译法，"Valve"的确表达阀门的意思，然而"Fire Department"是指消防部门，二者结合感觉十分怪异，此译法并不可取。
>
> 消防栓因安装位置的不同，又分为室内消防栓（通常安装在消火栓箱内，与消防水带和水枪等器材配套使用）、室外消防栓（设置在建筑物外面消防给水管网上的供水设施）、旋转消防栓（栓体可相对于与进水管路连接的底座水平 360 度旋转的室内消火栓）、地下消防栓（室外地下消防供水设施）、地上消防栓（室外地上消防供水设施）等，由国家质检总局、国家标准委批准发布的强制性标准《消防安全标志第 1 部分：标志》（GB 13495.1—2015）有比较详细的规定，具体制作中文标识时，应参照执行（图 1-22），并应注意修订不规范的中文名称。

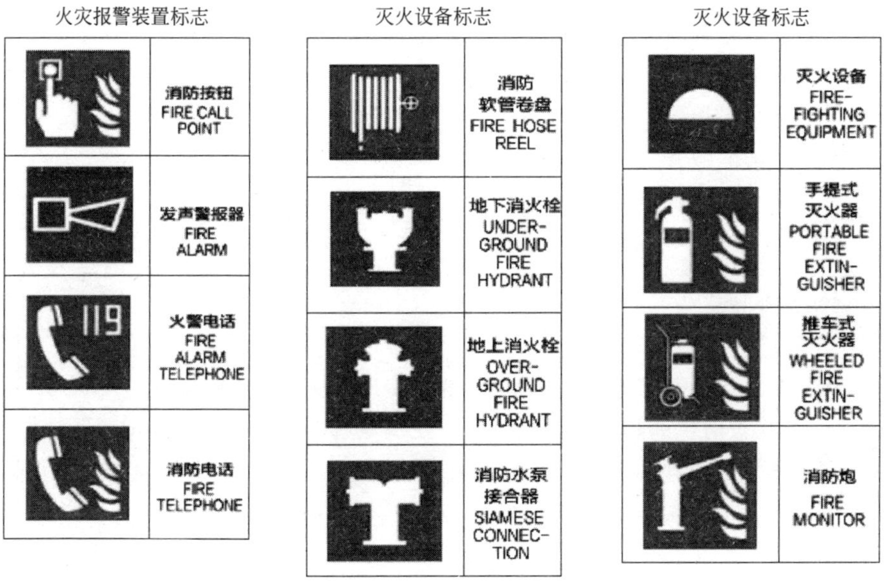

火灾报警装置标志	灭火设备标志	灭火设备标志
消防按钮 FIRE CALL POINT	消防软管卷盘 FIRE HOSE REEL	灭火设备 FIRE-FIGHTING EQUIPMENT
发声警报器 FIRE ALARM	地下消火栓 UNDER-GROUND FIRE HYDRANT	手提式灭火器 PORTABLE FIRE EXTIN-GUISHER
火警电话 FIRE ALARM TELEPHONE	地上消火栓 OVER-GROUND FIRE HYDRANT	推车式灭火器 WHEELED FIRE EXTIN-GUISHER
消防电话 FIRE TELEPHONE	消防水泵接合器 SIAMESE CONNEC-TION	消防炮 FIRE MONITOR

图 1-22

- 消防车　Fire Engine
- 消防栓箱　Fire Hydrant Box
- 消防水带　Fire Hose
- 消防软管卷盘　Fire Hose Reel
- 消防水泵结合器　Siamese Connection
- 室外消防栓　Outdoor Fire Hydrant
- 室内消防栓　Indoor Fire Hydrant
- 旋转消防栓　Rotary Fire Hydrant
- 地下消防栓　Underground Fire Hydrant
- 地上消防栓　Overground Fire Hydrant

小贴士

　　GB 4452 — 2011、GB 13495 — 1992 等标准中，亦有将地下、地上消火栓按以下译法，用时应注意：

　　地下消火栓　Flush Fire Hydrant

　　地上消火栓　Post Fire Hydrant

　　笔者建议，若非特殊工程机械翻译需要，日常标识语应按《消防安全标志第1部分：标志》（GB 13495.1—2015）标准进行制作。

- 紧急疏散示意图　Evacuation Chart
- 消防应急面罩　Fire Mask 或 Emergency Fire Mask
- 消防应急照明灯　Emergency Light
- 消防员专用开关　Fireman's Switch
- 消防手动启动器　Manual Activating Device
- 逃生梯　Escape Ladder
- 消防梯　Fire Ladder

小贴士

　　消防梯是消防员在灭火、救援或训练时使用的梯子。消防电梯（Fire Elevator）是火灾时供消防人员灭火与救援使用电梯；消防楼梯（Fire Engine Access）等同于消防通道，发生火灾时逃生用的楼梯；消防云梯（Extension Ladder）亦称伸缩梯，是一种安装于消防车上用于登高灭火的云梯。上述三种不同的术语，中文标识往往都写为"消防梯"，英译时应就具体情况区别对待。

　　国标 GB 13495—1992 中的逃生梯图标（ESCAPE LADDER）用于指示消防梯的位置或发生火灾时逃生的方向见图 1-23。

紧急疏散逃生标志

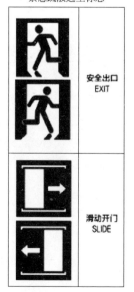

紧急疏散逃生标志

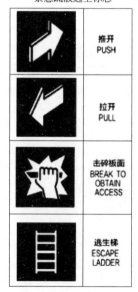

方向辅助标志　　　　　　　　禁止和警告标志

| 疏散方向
DIRECTION OF ESCAPE |
| 火灾报警装置或灭火设备的方位
DIRECTION OF FIRE ALARM DEVICE OR FIREFIGHTING EQUIPMENT |

| 当心氧化物
WARNING: OXIDIZING SUBSTANCE |
| 当心爆炸物
WARNING: EXPLOSIVE MATERIAL |

图 1-23

- 火情警报设施（发声警报器、紧急报警器）　Fire Alarm
- 火警 119　Fire Call 119
- 火警电话　Fire Telephone
- 应急电话，按下按钮即可通话　Emergency Phone 或 Push Button to Talk
- 火险应急集合区　Emergency Shelter
- 火险出口　Fire Exit
- 内有灭火器　Fire Extinguisher Inside
- 消防水带 闲人勿动　Fire Hose Authorized Personnel Only
- 压下报警 〈用于火警下压器上〉　Press Here
- 消防按钮　Fire Call Point
- 消防水带，用时击碎玻璃　Fire Hose; Smash the Glass in Case of Fire
- 击碎玻璃（击碎板面）　Break to Obtain Access
- 易燃　Flammable
- 易燃气体　Flammable GAS
- 易燃品，严禁吸烟　Flammable; No Smoking
- 远离火源　Keep Fire or Flame Away
- 灭火专用　Dedicated Use for Fire
- 紧急救护　First Aid
- 消防安全门　Fire Door
- 安全出口　EXIT 或 Emergency Exit

> ### 🌿 小贴士
>
> 　　新标准将"紧急出口"修订为"安全出口",而与安全出口相关的中文标识语很多。以下为部分中文标识及翻译:
>
> 　　疏散通道　Escape Route
>
> 　　消防通道　Fire Engine Access
>
> 　　消防通道,禁止停车　Fire Engine Access; No Parking
>
> 　　消防通道,请勿占用　Fire Engine Access; Don't Block! 或 Fire Engine Access; Keep Clear
>
> 　　消防通道应处于常闭状态　Keep Fire Door Closed

- 禁止阻塞　Do not Block
- 禁止锁闭　Do not lock
- 滑动开门　〈指示装有滑动门的紧急出口〉　Slide
- 当心易燃物质　Warning: Flammable Materials
- 当心氧化物　Warning: Oxidizing Substances
- 当心爆炸性物质　Warning: Explosive Substances
- 禁止用水灭火　Do not Extinguish with Water
- 禁止吸烟　No Smoking
- 无烟医院　Smoking-free Hospital 或 Smoke-free Hospital
- 禁止烟火　〈表示吸烟或使用明火能引起火灾或爆炸〉　No Burning
- 禁止燃放易燃物　No Flammable Materials
- 禁止带火种　〈表示存放易燃易爆物质,不得携带火种〉　No Matches
- 禁止燃放鞭炮　No Fireworks

　　消防安全标志由几何形状、安全色、表示特定消防安全信息的图形符号构成,向公众指示安全出口的位置与方向、安全疏散逃生的途径、消防设施设备的位置和火灾或爆炸危险区域的警示与禁止标志等特定的消防安全信息。此部分收录的大多是关于消防安全的警示标识语。目前发布的消防安全标识标准主要有:GB 13495—1992《消防安全标志》、GB 15630《消防安全标志设置要求》等。值得注意的是,国家质量监督检验检疫总局、国家标准化管理委员会批准发布并于2015 年 8 月 1 日起实施的强制性标准——GB 13495.1—2015《消防安全标志第 1 部分:标志》,替代了 GB 13495—1992《消防安全标志》。

　　国家标准《消防安全标志第 1 部分:标志》将消防安全标志分为火灾报警装置标志、紧急疏散逃生标志、灭火设备标志、禁止和警告标志(图1-24)、方向辅助标志、文字辅助标志等 6 类,共有 25 个常见标志和 2 个方向辅助标志。新版标准对部分内容进行了修订。增加了消防电话、推车式灭火器、消防炮等标志；将紧急出口、击碎板面、消防梯、消防水带、当心火灾—易燃物质、当心火灾—氧化物和当心爆炸—爆炸性物质等标志的名称分别修改为安全出口、击碎、逃生梯、消防软管卷盘、当心易燃物、当心氧化物和当心爆炸物；修订了消防按钮、安全出口、滑动开门、禁止堵塞、灭火器、消防软管卷盘、当心易燃物、当心氧化物、当心爆炸、禁止用水灭火、禁止烟火、方向辅助标志等标志的细节，在实际制作、翻译此类标识时应予注意。

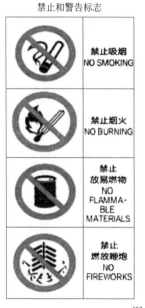

图 1-24

第七节　楼梯通道标识

- 楼梯（步行梯）　Stairs
- 上楼楼梯　Up
- 下楼楼梯　Down
- 由此至上楼　Upstairs
- 由此至下楼　Downstairs
- 电梯（自动直梯）　Elevator 或 Lift
- 自动扶梯　Escalator
- 观光电梯　Sightseeing Elevator 或 Sightseeing Lift
- 货梯（货运电梯、载货电梯）　Cargo Lift 或 Freight Elevator 或 Elevator for Goods
- 医梯（医用电梯）　Elevator for Medical Service 或 Medical Service Elevator

- 手术室专用电梯　Operating Room Elevator
- 污梯（污物电梯）　Elevator for Contamination
- 无障碍电梯　Wheelchair Elevator
- 地面通道　Passage
- 地下通道　Underpass 或 Tunnel 或 Underground Passage

小贴士

按惯例，电梯译为 Elevator（美式英语）或 Lift（英式英语），扶梯译为 Escalator，步行楼梯译为 Stairs。

某些地方将"电梯"译为 Ladder，这是错误的。Ladder 是梯子的意思，而非指电梯。此外，"通道"在英语中有多个对应词语，要结合具体的语言环境和文化背景，根据英语的使用习惯选择最能贴切表达该事物或概念的词语，在表达"地面通道"时，译作 Passage。而 Underpass、Tunnel、Underground Passage 均可表示"地下通道"，英译时选用其中之一即可。"医用电梯、手术室专用电梯"用于 Elevator 可以省略的场所时，可译作 "Medical Use Only" "Operating Room Only"。

- 靠右站立 左侧疾行　Stand on the Right;　Pass on the Left
- 乘此梯至地下停车场　To Basement Parking
- 请扶好站好〈扶梯上警示使用〉　Please Use Handrail
- 紧握扶手〈扶梯上警示使用〉　Hold The Handrail
- 遇有火灾请勿用电梯　Don't Use Elevator in Case of Fire
- 老幼乘梯需家人陪同　Seniors and children must be accompanied
- 电梯维修　Maintenance

小贴士

"电梯维修，暂停使用"是常见的提示语，多见译作 "Escalator Out of Service"，事实上译作 "Out of Service" 或是 "Maintenance" 即可，译出 Escalator 略显多余了。同理，前文中关于上下楼梯的，也有译作 "Stair Up" "Stair Down" 的，鉴于标识语使用的语境特点，译出 Stair 亦显多余，"Up" 或 "Down" 即可。

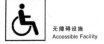

第八节　无障碍设施标识

- 残疾人专用　Wheelchair Users Only

- 无障碍设施　Accessible Facility
- 无障碍通道　Wheelchair Accessible 或 Accessible Passage
- 无障碍停车位　Accessible Parking Space
- 无障碍卫生间　Accessible Toilet
- 无障碍坡道　Accessible Ramp
- 残障专用坡道　Wheelchair Ramp
- 无障碍电话　Accessible Telephone
- 老年人、残疾人、军人优先　Priority for Seniors and Disabled

�</> 小贴士

　　Wheelchair Accessible（指轮椅可到达的地方）标识语用法比较灵活，如标识在通道内表示无障碍通道，标识在厕所内表示无障碍厕位，标识在停车场表示残障专用泊车位。事实上，大部分的无障碍设施都要求有残疾人标识，一般不用过多的文字表示，如图 1-25 标识即可。

　　实际英译制作此类标识时，亦可参照如下标准：

　　GB/T 10001.9 — 2008 标志用公共信息图形符号 第 9 部分 无障碍设施符号

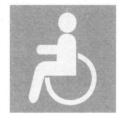

图 1-25

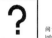

第九节　公共服务设施标识

- 总服务台（导诊台）　Information & Reception Desk
- 问询处（咨询处、服务指南）　Information
- 门诊服务中心　Outpatient Service Center
- 住院服务中心　Admission Service Center
- 手续办理　Check-in
- 接待　Reception

🌿 小贴士

　　医院的门诊或住院处普遍设立有提供综合服务的机构，有的医院命名为导诊台、咨询台，有的命名为门诊服务中心、住院服务中心，名称各异，但功能基本相同，从原先单一的导诊、咨询服务，转向形成集问询、审核盖章、化验单领取、医保审核、病历复印、意见收集于一体的多功能服务单元。有的地方将"综合服务处"译作"Synthesis Services"等，从翻译的角度来看，这样的译法都存在用词欠佳的问题。正如"私家菜"中的"菜"在汉语中不是单指"蔬菜",而应是所有膳食的总称一样,"私家菜"宜翻译为"Private Food"。而"综合服务处"的真实含义应为"总服务处",故此处宜译作"Service Center"或"Information Center"或"Reception"。

- 收款台 (收银处) Cashier
- 值班经理台 Duty Office
- 存包处 (取包处) Locker Service
- 衣帽寄存处 Cloakroom
- 公用电话 Telephone 或 Public Phone
- 磁卡电话 (插卡式公用电话) Magnetic Card Telephone
- 自动提款机 ATM
- 擦鞋机 Automatic Shoe Polisher
- 手机充电处 Cell phone Recharging 或 Mobile Phone Recharging
- 轮椅租借 Wheelchair for Rent
- IC 卡电话 IC Card Telephone
- 代售电话卡、地图 Phone Cards & Maps
- 代办邮寄 Mailing Service
- 饮用水 Drinking Water
- 失物招领 Lost & Found
- 提供拐杖 Crutches Available
- 提供轮椅 Wheelchairs Available
- 会合点 Meeting Point
- 餐饮零售服务区 Restaurant & Retail Service
- 连廊 Connecting Corridor

综合医院一般由急诊部、门诊部、住院部、医技科室、保障系统、行政管理和院内生活用房等 7 项设施构成，每个部分因功能不同而划分为不同的区域，如门诊部内有公共服务区、诊疗区、医技区等，具体到每个科室，又按照各自的功能需求进行区域细分。本章主要针对医疗机构功能分区内所涉及的标识，并按门诊、住院、急诊、办公等区域进行归纳分类，其余的专业、专科标识则在本书其他章中具体阐述。

区域、建筑标识语多用于位置引导牌。位置引导牌主要分布在人流集散地、交通枢纽、进出口及通道等地方，显示本区域通向邻近区域或指定目标区域的路径及相应区域的功能。在位置引导牌上，除了文字外还应有方位准确的箭头指示方向，一些公共区域在文字旁配有国际统一的图形标识，如男女头像代表洗手间、刀叉代表餐厅、轮椅代表无障碍通道等。

户外标识牌

☐ 门诊部、住院部、急诊部标识牌

☐ 医院建筑分布总平面图标识牌

室内标识牌

☐ 大楼各楼层平面图

☐ 大楼各楼层科室分布总索引

☐ 楼层号牌

☐ 通道分流吊牌

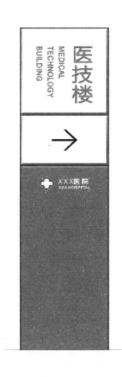

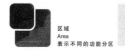

区域
Area
表示不同的功能分区

第一节　划区标识

- 就诊区〈指门诊区域〉　Outpatient Area
- 住院区〈指住院区域〉　Inpatient Area
- 内科诊区　Internal Medicine Consulting Area
- 外科诊区　Surgery Consulting Area
- 专家诊区　Specialist Consultation Area
- 候诊区　Waiting Area
- 自助服务区　Self Service
- 访友等候区　Visitor Waiting Area
- 实验区　Laboratory Zone
- 办公区　Administration Area
- 会议区　Conference Area
- 宿舍区　Staff Dormitories
- 输液区　Transfusion Area
- 清洁区　Clean Zone 或 Sterile Area
- 半污染区　Semi-contaminated Zone 或 Buffer Area
- 污染区　Contaminated Zone
- 限制区　Restricted Area
- 半限制区　Semi-restricted Area
- 非限制区　Non-restricted Area
- 隔离区　Isolated Area 或 Quarantined Area
- 吸烟室　Smoking Room
- 吸烟区　Smoking Area

小贴士

　　英语中有四个词都有"区域"的意思：area、region、zone、district。area 通常用于面积可测量或计算的地区，所指的范围可大可小，并非固定区域，界限明确，但不指行政区划；zone 通常指划分出来的具有特定属性或是活动地区，区域，也指地理上的"（地）带"，尤指图表上的环形地带；district 指行政划分的区，比 region 小，通常指一国或是一城市的固定区域，如 Hai Dian District（海淀区）；region 常指地理上有天然界限或具有某种特色（如气候、自然条件）自成一个单位的地区，一般指国家的一部分，可以是也可以不是固定地区。

　　在医疗机构中，一般情况下表示功能的区域译为 Area，如贵宾区 VIP Area；特殊情况如表示座位的区域译为 Seat。

中文"病区"是病房的意思，一般选用"Ward"。如高级病区、特需病区译为"VIP Ward"、一病区"Ward 1"，当然选用"Zone"亦无不可。

医院内还有一种表达区域的方式——"Bay"，多指隔间或建筑物内隔离出来用于特定用途的区域（图2-1）。

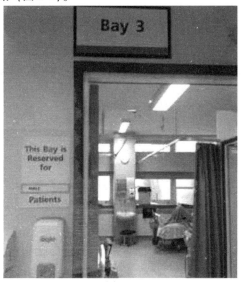

图 2-1

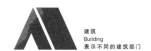

建筑
Building
表示不同的建筑部门

第二节　建筑标识

- 门诊楼　Outpatient Department
- 门诊（大）楼　Outpatient Building
- 住院楼　Inpatient Department
- 病房（大）楼　Inpatient Building
- 儿童大楼　Children's Building
- 急诊楼　Emergency Department
- 急诊中心大楼（急诊楼）　Emergency Center
- 外科楼　Surgical Department

小贴士

此处的"××楼"相当于"××部"，如外科楼即为外科部，表达的是该区域的功能，而非楼的名称，如急诊楼即为急诊部，译为 Emergency，而"Department"常省略（图2-2）。涉及楼宇名称时用通用名"Building"，如门诊（大）楼"Outpatient Building"。

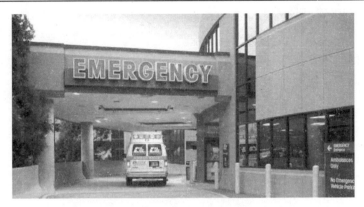

图 2-2

现在许多医院楼宇功能愈加复杂，不再是单一的门诊或住院功能，因而在楼宇称名时多用"几号楼（Building ×）"，亦可达到导向标识的作用。国内某宾馆几个楼宇分别命名为"迎宾楼""悦宾楼""贵宾楼""敬宾楼""嘉宾楼""瑞宾楼""怡宾楼"，中文很容易区分，但若要翻译成英文，估计译者也是要"醉"了。若先对各楼进行编号，再对应译为"Building A"" Building B"……即可达意。这也不失为一个不错的翻译策略。

- 行政（大）楼　Administration Building
- 办公（大）楼　Office Building 或 Administration
- 教学（大）楼　Teaching Building
- 医技楼　Medical Technology Building
- 门诊大厅　Outpatient Hall
- 食堂（餐厅）　Cafeteria 或 Dining Hall

小贴士

英文中表达就餐或用餐地点的词很多，如 canteen、restaurant、cafeteria、dining room、dining hall、refectory，但什么场合用什么词却非常有讲究。"canteen"一词是英式英语，指的是工厂、学校、军营等地方的食堂，餐厅；"restaurant"指可供餐饮的场所，小的可指只有一个卖饭的柜台和几张桌子的小饭馆，大的可指设有雅座或包间，出售多种食品或专于一国风味的餐厅；"cafeteria"可指快餐店，客人自行在柜台上购取食物，然后回餐桌用餐，也可指自助餐厅或食堂；"dining room"指的是家里的饭厅或是旅馆里的餐厅；"dining hall"是英式英语的用法，指的是学院或大学里的公共食堂；而"refectory"侧重指修道院中供应饮食的屋子，因其用法的限制性，不适合用作其他场所餐厅的标识语。

由此可见，医院、学校或者单位的集体食堂可译为"canteen""dining hall"或"cafeteria"；家里的餐厅多译为"dining room"。

- 教室　Classroom
- 宿舍　Dormitory
- 服务部　Service Department
- 生活广场　Lifestyle Square 或 Life Square

第三节　平面图标识

- 楼层平面图　Floor Layout
- 楼层索引　Floor Directory
- 平面配置图　Layout Plan
- 布告栏　Bulletin Board
- 病房　Ward
- 病区　Inpatient Area
- 零售药店　Retail Pharmacy
- 过道　Hallway 或 Passage 或 Corridor
- 电梯间　Elevator
- 现在位置　You Are Here
- 顾客止步　Staff Only

小贴士

平面图标识与公共通用标识有交叉，大部分标识内容可在公共通用部分查找到。这里只是针对"楼层平面图""平面配置图""楼层索引"等目前国内常见的区域标识牌作一收集与归纳。

门诊
Out-patient

第四节　门急诊区域标识

门诊系统中涉及临床专业的科室一般以临床医技科室的名称作为标识即可，若需特别强调"××门诊"时，则译为"××Clinic"，通常"Clinic"可不译出。这里列出的主要是门诊公共服务区域以及非临床医技专业（或诊疗科目）的标识，其他参见第四章临床医技部门中英文标识。

一、门诊类型

> ### 🌿 小贴士
>
> 　　诊室、科室的译法：医疗机构的门诊部门（诊室、专科门诊、门诊科室）、诊所译为 Clinic，如糖尿病科 Diabetes Clinic。大多数门诊诊室标为"××科门诊"或专病门诊的，可按"专业类型或疾病名称＋ Clinic"的格式进行翻译，专业类型参见第三章中关于临床科室诊疗科目的标识。实际制作标牌时，常常因为这些诊室多集中分布在门诊大楼内，"Clinic"往往可以省略，但在楼层索引等指向性标识语内不可省略。
>
> 　　有些仅提供咨询服务的诊室通用名建议用"Room"代替"Clinic"。

- 普通门诊　Clinic
- 专家门诊　Specialist Clinic
- 特需门诊（特约门诊）　VIP Clinic
- 夜间门诊　Evening Clinic
- 隔离门诊　Isolation Clinic
- 肠道门诊（腹泻门诊）　Diarrhea Clinic
- 发热门诊　Fever Clinic
- 营养门诊　Nutrition Clinic
- 性病咨询门诊　STD Consulting Room
- 艾滋病咨询门诊　HIV/AIDS Consulting Room
- 儿童保健门诊　Child Health Clinic
- 心理卫生门诊　Mental Health Clinic
- 心理咨询室（心理健康咨询）　Mental Health Consulting Room
- 预防门诊〈预防接种的场所〉　Vaccination Room

> ### 🌿 小贴士
>
> 　　乡镇卫生院、社区卫生服务中心常规设置预防接种门诊，为群众提供疫苗接种服务，常标识为"预防门诊""预防接种门诊""疫苗接种室"等，英译为"Vaccination Room"或"Vaccination Clinic"。图 2-3 所示为某市疾控中心派出设置在社区卫生中心的预防接种门诊，其英译并未译出"CDC"，而是强调了"Community Health Service Center"（社区卫生服务中心），强调的是标识语所处的语境。某公共场所标识语英译标准将"预防门诊"译为"Preventive Medicine Clinic（预防医学门诊）"，是对该场所功能的扩大化翻译。

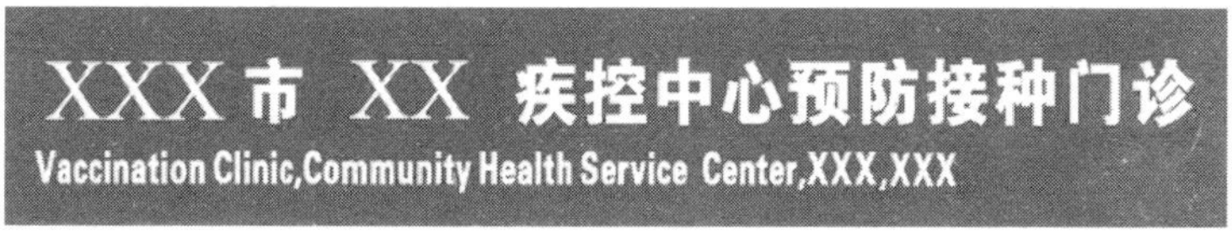

XXX市 XX 疾控中心预防接种门诊
Vaccination Clinic,Community Health Service Center,XXX,XXX

图 2-3

● 法医门诊　Forensic Consulting Room

小贴士

　　某医院内设"法医门诊"（图 2-4），据观察其仅提供司法鉴定服务咨询，并未提供诊疗服务，不应译为"Forensic Clinic"；若提供民事、刑事、人身伤害、工伤意外及交通事故等的鉴定，受理公安、法院、任何企事业单位和个人委托的司法鉴定业务的部门，建议译为"Forensic Service"。

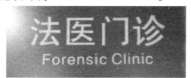

图 2-4

二、收费/挂号/办卡

● 收费处　Cashier

小贴士

　　为了方便患者缴费，医院普遍实行分楼层挂号收费，收费处因设立的地点不同，中文命名上分别有"门诊收费处""急诊收费处""××科收费处""××层收费处"等，如无须特别强调位置，上述收费处翻译为"Cashier"即可。

● 挂号处（门诊挂号处、登记处）　Registration
● 自助挂号（自助挂号机）　Self-service Registration
● 预约处（现场预约）　Appointment
● 自助预约机　Self-Service Appointment
● 划价处（估价处）　Prescription Pricing
● 就餐卡办理处　Meal Card Service
● 请××号到××柜台　No. × × To Counter × × Please

● 请××号到××诊室　No. ×× To Room ×× Please
● 请××号到××窗口　No. ×× To Window ×× Please
● 请排队等候叫号　Please Wait for Your Number to Be Called
● 请在黄线外等候　Please Wait Behind the Yellow Line

> **小贴士**
>
> 　　标识语的翻译应结合使用环境，用语准确，如："请在安全线外等候"可译为"Please Wait Behind the Yellow Line"，其中"安全线"或"一米线"译作"the Yellow Line"足可以表达出该标识的功能。图2-5中，"一米线"译为"Noodle"（面条）显然是误译，令人啼笑皆非，该"一米线"就是"安全线"的意思，故而译为"the Yellow Line"即可。按照国际惯例，黄色经常用作提醒或警示。
>
>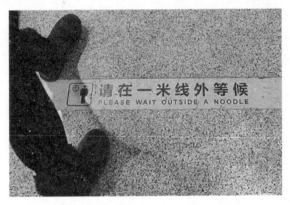
>
> 图 2-5

三、分诊/咨询/综合服务

● 咨询处　Information Desk 或 Reception Center
● 登记处(登记柜台)　Registration 或 Registration Counter
● 志工服务台　Volunteer Services
● 试表处(测体温)　Thermometry Available 或 Temperature Taking
● 分诊台(分诊处)〈门诊接待、导诊功能〉　Reception
● 急诊分诊台(分诊台)〈设在急诊区域，承担预检分诊功能〉　Triage

> **小贴士**
>
> 　　Reception 与 Triage 虽然都有"接待""接诊"的意义，但二者在医疗机构特别是急诊部门还是有较大的区别："Reception"偏向于接待处，多指承担普通接待、指引服务、提供信息、回答咨询等功能的服务台，有时也负责登记患者一般

资料，包括姓名、性别、住址、电话、主要症状、发生地、如何来院等，"Tri-age"专门用于急诊部门检伤分类的指向标识（图2-6）。

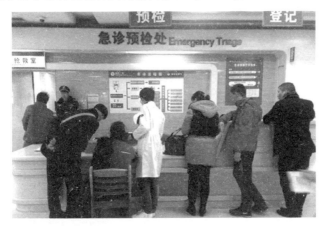

图 2-6

四、急诊

- 急诊科（急诊医学科）　Emergency Department 或 Emergency
- 急诊收费处　Cashier
- 急诊观察室（急诊留观室）　Observation Room
- 急诊化验室　Laboratory 或 Lab
- 急诊介入科　Intervention Room
- 急诊手术室　Operating Room
- 急诊输液室　Transfusion Room
- 急诊重症监护室　Emergency ICU 或 EICU
- 急诊抢救室（抢救室）　Emergency Room 或 Emergency
- 抢救室　Resuscitation Room

小贴士

　　原卫生部颁布的《急诊科建设与管理指南（试行）》（卫医政发〔2009〕50号）第七条规定，急诊科应当设医疗区和支持区。医疗区包括分诊处、就诊室、治疗室、处置室、抢救室和观察室，三级综合医院和有条件的二级综合医院应当设急诊手术室和急诊重症监护室；支持区包括挂号、各类辅助检查部门、药房、收费等部门。

> ### 🌹 小贴士
>
> 中文的"院前急救""院内急危重症救治"在中文里都是"抢救",但在西方国家里二者用语还是有比较大的区别。院前急救是指在病人没送达医院之前非医务人员所采取的抢救和治疗,如120指挥调度、现场心肺复苏、止血包扎、固定处理、伤员转送等,国外很多由消防员承担院前转送功能;院内救治是指病人送达医院后,在医院内部采取的更深入细致的治疗措施,急诊抢救室也是急诊复苏室(图2-7)。前者按照国际惯例应译为 First Aid,后者用 Emergency 或 Resuscitation 则更为贴切。因此设在医院内的急诊室、抢救室应选用 ER(Emergency Room)、RR(Resuscitation Room),而不宜使用 First Aid 或 Critical。
>
>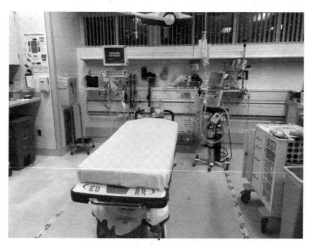
>
> 图 2-7

五、门诊公共设施

- 诊室　Consulting Room
- 男诊室　Consulting Room (Man)
- 女诊室　Consulting Room (Woman)

> ### 🌹 小贴士
>
> 一般诊室英文标识为"Consulting Room",男、女可直接用图标或"Man""Woman"区分即可,诸如男女值班室、男女更衣室、男女淋浴室均可按此处理。
>
> - 候诊区　Waiting Area
> - 内科候诊区　Internal Medicine Waiting Area

- 外科候诊区　Surgery Waiting Area
- 会诊中心　Consulting Center
- 换药室　Dressing Roomx
- 普通换药室　General Dressing Room
- 特殊换药室　Special Dressing Room
- 配药室　Dispensing Room
- 注射室（肌注室）　Injection Room
- 皮试　Skin Testing
- 肌注皮试室　Skin Prick Testing Room
- 输液室　Transfusion Room
- 输液观察室　Transfusion Observation Room
- 注射输液室　Injection & Transfusion Room
- 层流室　Laminar Flow Room
- 洁净室　Clean Room
- 治疗室　Treatment Room
- 门诊治疗室　Outpatient Treatment Room
- 门诊手术室　Outpatient Operating Room
- 护理站　Nursing Station
- 取药处　Pharmacy 或 Dispensary

小贴士

　　某三甲医院的"取药处"译作"Get Medicine Place"，这是比较典型的中式英语直译而成，正确的应译作"Pharmacy 或 Dispensary"。此类错误多集中于相对简单、专业性不强的标识语译文中。

　　国外药房与医疗机构是分开的，处方一般要在院外药房进行调配。图 2-8 是梅卡尼克斯堡的 Wellness 店药房部，"Pick Up"指取药处、"Pharmacist"指药师咨询、"Drop off"指处方收取处 [顾客买药时药师收取 prescription（处方）的地方]。

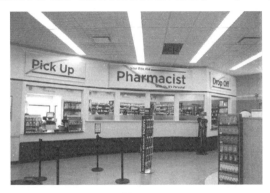

图 2-8

- 转送中心 Transfer Center
- 更衣室 Locker Room
- 清洗间 Washing Room
- 工作间 Workroom

六、其他相关标识语

- 病历(门诊病历) Medical Record
- 姓名 Name
- 性别 Sex
- 年龄 Age
- 籍贯〈中国人用籍贯，但是英译的时候用出生地更符合习惯〉 Birthplace
- 婚姻状况 Marital Status
- 工作单位 Employer
- 职业 Occupation
- 家庭地址 Address
- 联系方式 Way of Contact
- 电话 Telephone No.
- 过敏史 History of Allergy
- 过敏药物 Allergy Medications
- 日期 Date
- 年 月 日 时 分 Minute/Hour/Day/Month/Year
- 医疗机构 Medical Institution
- 科别 Specialty/Specialties
- 初诊病历记录 Initial Diagnosis
- 主诉 Chief Complaint
- 现病史 History of Present Illness
- 既往史 Past History 或 Health History
- 个人史 Personal History
- 家族史 Family History
- 体格检查 Physical Examination
- 辅助检查 Supplementary Examination
- 初步诊断 Preliminary Diagnosis 或 Initial Diagnosis
- 处理 Treatment
- 医师签名 Physician's Signature
- 盖章 Seal
- 复诊病历记录 Follow-up Record

- 化验单粘贴处　Attach laboratory report here
- 开诊时间:周一至周五,早 8:00 至下午 6:00/周六至周日,早 8:00 至中午 12:00 Opening Hours: 8:00 AM To 6:00 PM Mon.-Fri./8:00 AM To 12:00 PM Sat.-Sun.
- 服务时间(门诊开诊时间)　Opening Hours
- 节假日不开诊　Closed on Holidays
- 此门停用,请走旁门　Closed; Please use other doors
- 请走旁门　Please use other doors
- 公告栏(布告栏、院务公开栏、宣传栏)　Bulletin Board
- 门诊须知〈通知告示〉　Outpatient Guide
- 急诊须知〈通知告示〉　Emergency Patient Guide
- 住院须知〈通知告示〉　Admission Guide
- 病人须知〈通知告示〉　Patient Guide 或 To Patients
- 探视须知〈通知告示〉　Visitor's Guide 或 To Visitors
- 取报告须知〈通知告示〉　Lab Report Collection Guide
- 留言栏　Complaints & Suggestions
- 专家介绍栏　Physicians' Introduction
- 专家门诊时间一览表　Specialist Schedule
- 健康教育栏　Health Education
- 投诉电话　Complaint Hotline
- 投诉信箱(举报信箱)〈一般标识在信箱上，Box 可不译出，下同〉　Complaints
- 意见箱(门诊满意调查回收箱)　Suggestions
- 院长信箱　Suggestions to the President
- 投入口〈一般标识在信箱上，指明信件或调查问卷投入的地方〉　Drop Here (图 2-9)

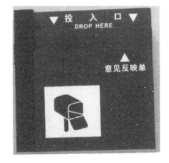

图 2-9

病房
Ward

第五节　住院区域标识

一、病房类型

> ### 🌿 小贴士
>
> 　　目前，国内实际案例中关于"病区/病房"的译法有"Ward""Zone""Section""Area"四种。Zone 指的是（具有某特征目的或用途的）地区、区域，如 a parking zone、the war zone、danger zone 等。"Section"指的是大机构之次一分区，或（城镇、国家或社会的）地区、区域或区划，如 residential/shopping section（area is more often）。现在较统一的意见是译为 Ward，如烧伤病房 Burn Ward。若为表示整个住院区域的"病区"，则译为"Inpatient Area"。另外，如表示"××区××床"，按照英语语言习惯应译作"Ward××Bed××"
>
> 　　涉及具体专科病房，一般译为"专科＋Ward"，如肾内科病房，译作 Nephrology Ward。有时，也用到"Unit"表示病区，如烧伤病房 Burn Unit，重症监护病房 ICU（Intensive Care Unit）。

- 内科病房　Internal Medicine Ward
- 外科病房　Surgery Ward
- 妇产科病房　Obstetrics & Gynecology Ward
- 妇科病房　Gynecology Ward
- 产科病房　Obstetrics Ward 或 Maternity Ward
- 儿科病房（儿童病房）　Pediatric Ward 或 Children's Ward
- 新生儿病房　Neonatal Ward
- 观察病房（观察室）　Observation Room
- 重症监护病房　Intensive Care Unit 或 ICU
- 精神科病房　Psychopathic Ward
- 烧伤病房　Burn Ward
- 层流病房　Laminar Flow Ward
- 普通病房　General Ward
- 整体护理病房　Holistic Nursing Ward
- 特需病房　VIP Ward
- 隔离病房　Isolation Ward
- 负压隔离病房　Negative Air Pressure Isolation Ward

- 缓冲间〈位于隔离病房或实验室两个区域之间〉 Buffer Room
- 传染病房 Infectious Diseases Ward
- 性病病房 STD Ward

> ### 小贴士
>
> 　　性病即性传播的疾病，古人认为这是寻"花"问"柳"所致之病，故俗称花柳病。20 世纪 60 年代前，医院里设有"花柳病科"或"花柳病房"，网络也有误译"Lock Ward"的。性传播疾病（sexually transmitted disease）的英文缩写为 STD，故"性病病房"建议译为"STD Ward"，这样才能把该病房的功能科学、准确地表达出来。实际应用中为照顾患者的隐私，收治性病的病房一般不标识为"性病病房"，多写为"皮肤科"或"传染病区"等。

- 日间病房 Day Ward
- 日间手术中心 Day Surgery Center
- 日间手术病房 Day Surgery Ward
- 日间化疗病房 Daytime Chemotherapy Ward

> ### 小贴士
>
> 　　近年来，随着医药卫生体制改革的不断深化以及医疗新技术的不断创新，卫生行政部门要求三级医院设立日间手术中心（日间病房），开展日间手术。20 世纪初苏格兰儿外科医生 James Nicoll 首先报告日间手术，60 年代美国加利福尼亚成立第一个日间手术中心，1995 年国际日间手术协会成立。近 20 余年日间手术在欧美发达国家迅猛发展，近年已占其择期手术的 70%～80%。
>
> 　　与日间手术相关的英译有日间综合病房（Daytime General Ward）、日间病房（Day Ward）、日间手术（Day Surgery），如图 2-10～图 2-13。由于各个国家对日间手术概念的不同理解和各国医疗系统运行的不同，也出现了一些不同的定义，一般是指病人在入院前已做完术前检查，预约手术时间，当日住院手术，24 小时内出院的一种手术模式。国际日间手术协会 2003 年提议将日间手术定义为：病人入院、手术和出院在 1 个工作日中完成的手术，在医师诊所或医院开展的门诊手术除外。据此，上述译法是合理的，只是 Daytime 相对少用。
>
> 　　此外，美国常用 Outpatient Surgery；日间手术亦有译作 Ambulatory Surgery，国际日间手术协会的英文名称即为 International Association for Ambulatory Surgery，简称 IAAS。相似的还有：
>
> 　　Ambulatory Services 日间门诊服务

Ambulatory Care　门诊服务

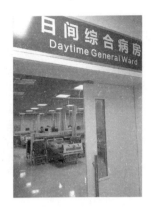

图 2-10

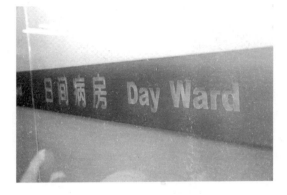

图 2-11

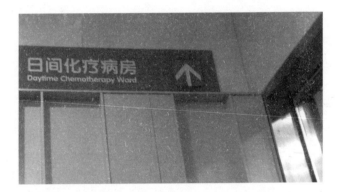

图 2-12

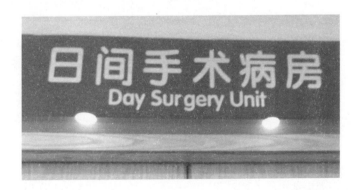

图 2-13

二、病房功能设施

● 护理站　Nursing Station

小贴士

对于"护理站"（有的医院标识为"护士站"，见图2-14、图2-15）这样一个常见的标识语，据笔者观察有"Nurse′s Station""Nurse Station""Nursing Station""Nursing Center"等多种译法。

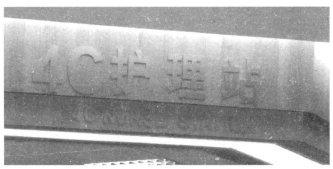

图 2-14

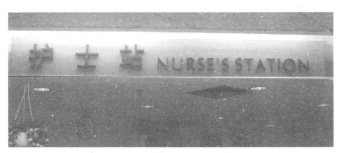

图 2-15

事实上，"护士站""护理站"在中国医院中是没有区别的，是一个护理单元内护士执行医嘱、实施护理操作的区域，其功能、设置完全一样，可以理解为"护士工作站"。从英语的语法结构上分析，"Nurse′s Station"用的是名词所有格，是表示名词的"所有"或"从属"关系的形式，只能表达出station 与 nurse 的从属关系，并不能表达出这一场所它所具有的功能与作用。而"Nursing Station"用的是～ing分词结构作定语，表示能力、功用、特性，因而这一表达方式更能准确地涵盖此场所的功能，因此医院中"护士站""护理站"标识建议译作"Nursing Station"。

同时，在一家医疗机构内，统一的中文标识语应采用相同的英语译文。

- 准备室　Preparation Room
- 治疗室　Treatment Room
- 处置室　Treatment Room 或 Disposal Room

🌿 小贴士

　　由于各医院设置"处置室"的功能定位各不相同，因此英译时要注意根据其选用不同的翻译，如侧重于进行治疗操作的选择"Treatment Room"；如侧重于诊疗、护理操作后使用物品的处置则译为"Disposal Room"。

- 换药室 (敷料间)　Dressing Room
- 灌肠室　Enema Room
- 接生房 (产房)　Labor & Delivery
- 检查室　Examination Room
- 配膳间 (配餐室)　Pantry Room
- 洗涤间　Washroom
- 洗手间　Toilet 或 Restroom
- 电梯厅　Elevator Hall
- 阳光厅　Recreation
- 强电间　High Voltage
- 弱电间　Low Voltage
- 消防栓　Fire Hydrant
- 库房　Store Room 或 Storage
- 仪器室　Instrument & Equipment
- 仪器暂存室　Medical Apparatus Room
- 仪器存放间　Instrument Storage
- 布类存放间　Bedding & Clothing
- 护理治疗车存放间　Nursing Trolley Storage
- 医生办公室　Doctor's Office
- 主任办公室　Director's Office
- 护士长办公室　Head Nurse's Office
- 医护餐厅　Staff's Cafeteria
- 男更衣室　Men's Locker Room
- 女更衣室　Women's Locker Room
- 医护更衣室　Staff Locker Room
- 女医护更衣室　Locker Room (下一行标示"Women Staff Only")
- 淋浴室　Showers

- 男淋浴室　Men's Showers
- 女淋浴室　Women's Showers
- 示教室　Demonstration Room
- 值班室　On-duty Room
- 医生值班室　On-duty Room（doctor）
- 护士值班室　On-duty Room（nurse）
- 男值班室　On-Duty Room（Men）
- 女值班室　On-Duty Room（Women）

🌿 小贴士

　　设有病房的医院一般是全年 365 天 24h 全天候开诊的，医院内不同功能区均设有值班室，"值班室"常规英译"On-duty Room"（图 2-16），有家医院译作"On-call Room"（图 2-17），表达了值班医护人员处于待命状态、随叫随到的意思，不失为一个好的译法。

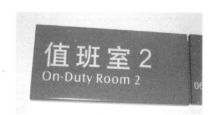
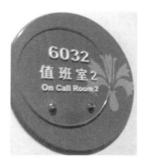

图 2-16　　　　　　　　　　　图 2-17

- 会谈室（医患谈话间）　Meeting Room
- 讨论室　Case Discussion Room

🌿 小贴士

　　医院里设有很多的小会议室，经常在这些地方开展患者病情、疑难病例讨论等，笔者在一家医院看到有三种译法："Discussion Room""Conference Room""Meeting Room"。这种小会议室有时兼顾各种功能，所以在翻译的时候注意其功能的倾向性。讨论室一般是指病例讨论室（Case Discussion Room），而 Conference Room 倾向于指会议室。

● 休息室　Lounge

> **小贴士**
>
> 　　图 2-18 中，Lounge 已能表达"休息室"的意思，再加一个"Room"显重复、多余。若为患者提供休息的地方，则译为"Patient's Lounge"更贴切，并以此与"Staff's Lounge"相区分。
>
>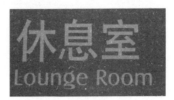
>
> 图 2-18

● 污衣间　〈临时存放待洗布类〉　Soiled Linen Room
● 污物间　〈临时存放医疗废弃物〉　Biohazard Waste
● 污物间　Contaminated Item Processing Room

> **小贴士**
>
> 　　污物间是医院病区内堆放医疗垃圾，用于暂时储存或处置使用过的医疗器械、敷料等污染物的场所，此标识并非为了标明房间的功用，其目的在于告知受众此处有污染危险，应远离之。某医院所有病区的污物间均译为"Dirty Room"（图 2-19），是译者对该区域功能的曲解所致。因此，译作"Biohazard Waste"比较适宜，更能表达此标识语的本义。不过需要注意的是，"Biohazard Waste"倾向于"生物危害废弃物"的意思，通常物品具有传染风险，需要更严格的处理措施。若是存放普通垃圾的"污物间"，有医院译为"Contaminated Item Processing Room"，亦无不可。某医院将"污物间"译作"Between Dirty"应该是机器翻译的结果，实在拙劣，有损形象。
>
>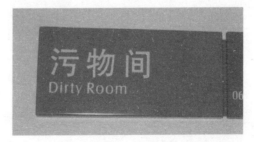
>
> 图 2-19

三、病人生活设施

- 生活设施　Facilities
- 交谊厅　〈病房里影视放映厅〉　Entertainment Room
- 洗衣房　Laundry
- 洗衣机　Washing Machine
- 空调　Air Conditioner
- 冰箱　Fridge 或 Refrigerator
- 微波炉　Microwave Oven
- 紫外线灯　Ultraviolet Lamp
- 加湿净化器　Humidifier
- 电话号码簿、信息查询　Yellow Pages
- 消毒柜　Sterilizer
- 保险柜　Safe
- 轮椅借用　Wheelchair Available

小贴士

图 2-20 中 "Wheelchair Borrow" 的 Borrow 系误用，该词义为借进来，从他人那里借某东西为己方所用。显然，该标识语表达的是医院借轮椅或平车给病人及其家属使用。

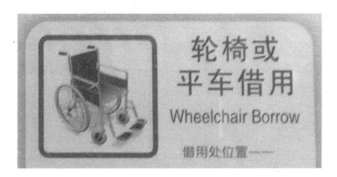

图 2-20

- 茶水间　Hot Water
- 热水器　Water Heater
- 饮水净水器　Water Filter
- 开水间　Boiled Water Room

🌿 小贴士

开水间是医院提供饮水设施的区域，译法多种多样，图 2-21～图 2-23 均可表达该意思。

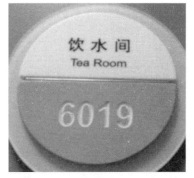

图 2-21

某市公共场所双语标识将"开水间"译为"Pantry"。"Pantry"多指餐具室、食品室、食品储藏室，与医院病区的开水间功能不同，不建议如此译。

图 2-24 为一错误实例，"开水间"逐字翻译为"open""water""rooms"，正确的翻译为"Boiled Water Room"。至于图 2-25 中，开水间的英文标识为"Doctor's Office"（医生办公室），应是工作人员马虎所致。

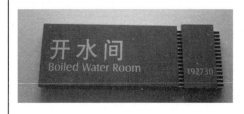

图 2-22

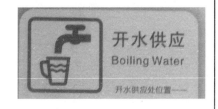

图 2-23

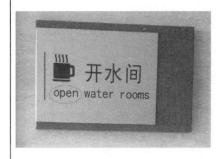

图 2-24

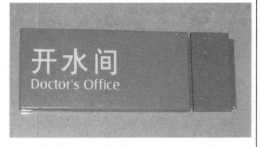

图 2-25

四、床头卡、腕带标识

- 病区　Ward
- 床号　Bed
- 姓名　Name
- 性别　Sex

- 年龄　Age
- 住院号　Registration No.
- 诊断　Diagnosis
- 过敏史　Allergy History 或 Allergies
- 手术名称　Surgery
- 手术部位　Surgical Position
- 经管医生　Doctor in Chief
- 责任护士　Nurse in Charge
- 入院日期　Admission Date
- 护理等级　Nursing Level
- 分级护理　Differentiated Nursing Practice
- Ⅰ级护理　Level Ⅰ Nursing
- Ⅱ级护理　Level Ⅱ Nursing
- Ⅲ级护理　Level Ⅲ Nursing
- 特别护理　Special Nursing
- 禁食　Fasting 或 Nothing by Mouth
- 均衡伙食　Balanced Diet
- 恢复期饮食　Convalescent Diet
- 糖尿病饮食　Diabetic Diet
- 适当热量饮食　Ecologic Diet
- 无脂饮食　Fat-free Diet
- 无盐饮食　Salt-free Diet
- 热病饮食　Fever Diet
- 全食（普通饮食）　Full Diet
- 半食　Half Diet
- 高热量饮食　High Caloric Diet
- 低热量饮食　Low Caloric Diet
- 高糖类饮食　High-carbohydrate Diet
- 高蛋白饮食　High-protein Diet
- 低蛋白饮食　Low-protein Diet
- 易消化饮食　Light Diet
- 流质饮食　Liquid Diet
- 高脂饮食　High Fat Diet
- 低脂饮食　Low Fat Diet
- 低渣饮食　Low-residue Diet
- 滋补饮食　Nourishing Diet
- 肥胖病饮食　Obesity Diet

- 孕期饮食　Prenatal Diet
- 规定食谱　Regimen Diet
- 细软饮食　Smooth (soft) Diet
- 术前准备　Preparing the patient for the surgery
- 需要帮助请按钮　Please Press for Assistance

五、其他

- 大查房　Grand Round
- 病例讨论会　Case Discussion
- 临床研究　Clinical Research

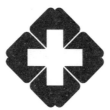机构名称

机构名称是一个单位的基本标识，正确的中英文院名在医院标识系统设计中应用广泛，院名是医院徽标的核心信息组成，在机构牌匾、灯箱、标牌、旗帜、文件、服饰、宣传栏、宣传材料、办公用品、网页，甚至名片、信纸、信封、公文袋、工作证、手提袋、科室牌、处方笺、化验单、报告单、救护车等标识中都要用到机构名称，因此正确英译机构名称显得尤为重要。

医疗机构名称通常由识别名称和通用名称组成。

第一节　识别名称

《医疗机构管理条例实施细则》规定，地名、单位名称、个人名称、医学学科名称、医学专业和专科名称、诊疗科目名称、核准机关批准使用的其他名称等可以作为识别名称。

识别名称（又称为实体名称）一般由两部分组成：第一部分体现地域或举办单位，内容包含行政区划名称（或地名）、举办单位名称（或规范简称）、举办人姓名、与设置人有关联的其他名词（将中文名称转译成英文，专名原则上音译，使用汉语拼音。使用汉语拼音，应当遵循《汉语拼音方案》《汉语拼音正词法基本规则》等国家关于汉语拼音使用规范的规定）；第二部分体现医院具体性质，如专业（学科、专科）名称、诊疗科目名称、诊疗技术名称，或中医专属名词等。识别名称中，第二部分可以省略，如"××省××市医院"。若识别名称中含有第二部分内容的，不可以省略，如"××省××市眼科医院""××市骨科医院"。

识别名称译法❶

译写识别名称，应针对其构成分别采用汉语拼音拼写和英文译写。实体名称的构成一般可分析为冠名、专名、序列名、属性名和通名等。如：上海市（冠名）第三（序列名）女子（属性名）中学（通名）、上海（冠名）虹桥（专名）国际（属性名）机场（通名）。

1. 冠名

涉及中国人名、地名的用汉语拼音拼写。如：闸北（闸北区中心医院）译作 Zhabei，周恩来（周恩来故居）译作 Zhou Enlai。但表示国际、国家、大区的名称可用英文译写，如：中国（中国银行）译作 China，华东（华东师范大学）译作 East China；人名译写有习惯用法的，遵循"名从主人"的原则，可沿用其习惯译法，如：宋庆龄（宋庆龄故居）译作 Mme. Soong Ching-ling。

"市""区""县""镇（乡）"等用英文译写，选用相应的英文词语。在不产生混淆的情况下，可以省去。

2. 专名

用汉语拼音拼写。如：长风（长风公园）译作 Changfeng。有习惯译法的除外，如：美琪（美琪大戏院）译作 Majestic。

---

❶　本部分内容参考《公共场所英文译写规范》（Guidelines for English Translations in Public Places），上海市地方标准 DB31/T 457.1—2009，上海市质量技术监督局发布，2009-10-01 实施。

3. 序列名

用英文译写，可选择采用序数词或"No. ＋数字"的形式。如：上海市第一人民医院译作 Shanghai First People's Hospital，上海市第一中级人民法院译作 Shanghai No. 1 Intermediate People's Court。

如需要用序数词表达时，其英文写法可采用省略式，如：1st、2nd、3rd 等。

4. 属性名

用英文译写。如：海事（上海市海事法院）译作 Maritime。但实体已失去属性名所指称的性质的，属性名视作专名，用汉语拼音拼写。如：远洋（上海远洋医院）译作 Yuanyang。

可采用顺译法，将属性名置于通名之前，如：上海市工人文化宫译作 Shanghai Workers Cultural Palace；也可将属性名置于通名之后，用介词连接，如：上海市临床检验中心译作 Shanghai Center for Clinical Laboratory。

第二节　通用名称

将中文名称转译成英文，通用名称原则上意译，使用相应的英语词汇。选用英语词汇，应当符合英语的词汇、语法规范以及英语的表达习惯。

● 医院　Hospital

> **小贴士**
>
> 国际通用功能设施采用相应的英文词语，如：医院译作 Hospital；疾病预防控制中心译作 Center for Disease Prevention and Control（CDC）；疾病防治院（所）译作 Clinic for（疾病名）Disease Prevention and Treatment，或简译作（疾病名）Clinic；诊室 Consulting Room；血液中心译作 Blood Center；献血办译作 Blood Donation Office；卫生监督所译作 Health Inspection Institute。

1. 按类别（性质）分

● 综合医院(总医院、中心医院)　General Hospital

> **小贴士**
>
> 这里主要是针对区域性医疗中心而言。
>
> 根据《全国医疗卫生服务体系规划纲要（2015 — 2020 年)》，医疗卫生服务

体系主要包括医院、基层医疗卫生机构和专业公共卫生机构等。医院分为公立医院和社会办医院。其中，公立医院分为政府办医院（根据功能定位主要划分为县办医院、地市办医院、省办医院、部门办医院）和其他公立医院（主要包括军队医院、国有和集体企事业单位等举办的医院）。县级以下为基层医疗卫生机构，分为公立和社会办两类。根据属地层级的不同，专业公共卫生机构划分为县办、地市办、省办及部门办。

- 专科医院　Specialized Hospital
- 医疗集团　Medical Group
- 集团医院　Hospital Group
- 分院　Branch Hospital

小贴士

商业、服务业单位的分支机构，一般译作 Branch。

随着医药卫生体制改革的不断深化，医疗集团大量涌现，近几年来"××医院××分院（分部）"的机构名称越来越多，分院（分部）译为 Branch，其译法主要按照："本部名称＋Branch Hospital"的格式搭配。但在机构内部设置的已注明功能的分支机构，则"Branch"不一定要译出，如医学图书分馆译作 Medical Library。

- 儿童医院　Children's Hospital
- 儿童医学中心　Children's Medical Center
- 妇儿医学中心　Women & Children's Medical Center
- 妇幼保健院　Maternity & Child Care Hospital

小贴士

有的地方将"妇幼保健院"译作"MCH Hospital"，MCH 是 Maternal and Child Health 的缩写，表示妇幼保健或妇幼卫生的意思，也有译作"Woman and Child Health"，相对比较少用。此外，还有因历史惯例称作"妇婴保健院"（Maternity And Infant Hospital）的，如上海市第一妇婴保健院（Shanghai First Maternity And Infant Hospital），翻译时要注意有所区别。

- 野战医院　Field Hospital
- 隔离医院　Quarantined 或 Isolation Hospital
- 陆军医院（陆军总院）　General Hospital of （地区名）Military
- 红十字会医院　Red Cross Hospital
- 教学医院　Training Hospital

● 附属医院　Affiliated Hospital of × × × 或 Hospital Affiliated to × × ×

● 康复医院　Rehabilitation Hospital

● 临床检验中心（所、站）　Clinical Examination Center（Station）

● 中医院（中医医院）　Hospital of Traditional Chinese Medicine

● 中医研究院　Institute of Traditional Chinese Medicine

● 中西医结合医院　Hospital of Integrated Traditional Chinese and Western Medicine

---

小贴士

在翻译中医类标识时，涉及 Traditional Chinese Medicine（中医）的常可缩写为"TCM"，可使标识更简洁些。至于中西医结合医院上述翻译外，亦有译作"Hospital for Chinese & Wester Medicine"或"Combinational Hospital of Chinese and Western Medicine"，实际应用中，有时属性名（中西医结合）可不译出，而直接译作 Hospital。

某市中医院译为"City Middle Hospital"（图 3-1），实在贻笑大方。

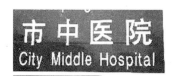

图 3-1

● 人民医院　Renmin Hospital

小贴士

"人民医院"中的"人民"是中国特色的表述方式，是特殊年代为强调"为人民服务"的宗旨，与"People"在语用上并不等效，对应"人民医院"如译作"People' Hospital"则令外国人费解。因为"人民"本身已固化为医院名称的一部分时，在英译中"People"可不译，如非译不可，则宁采用汉语拼音"Renmin"，以实现其在功能上与地域名的对等。一些已经使用多年相对固化的机构英文名称，则沿用旧例，如前文提及：上海市第一人民医院 Shanghai First People's Hospital，上海市第一中级人民法院 Shanghai No. 1 Intermediate People's Court。

● 诊所（门诊部）　Clinic

● 医务部（卫生室）　Clinic 或 Medical Room

> ### 🌸 小贴士
>
> 用作医疗机构通用名称的"门诊部"要与综合医院中与"住院部"相对应的"门诊部"相区别，前者译为 Clinic，后者译为 Outpatient Department。

- 诊室　Consulting Room
- 急救站〈院前转运型〉　First Aid Station
- 急救中心〈院前转运型〉　First Aid Center
- 疗养院　Sanatorium 或 Convalescent Hospital
- 护理院（护理医院）　Nursing Home 或 Nursing Hospital
- 护理站　Nursing Station
- 护理中心　Nursing Center
- 诊疗中心　Clinic Center
- 防治院（所、站）　Dispensary
- 医保定点医疗机构　Medical Insurance Designated Hospital 或 Medical Insurance Designated Clinic
- 医保定点药房　Medical Insurance Designated Pharmacy

2. 按级别分

- 省（省立）医院　Provincial Hospital
- 市（市立）立医院　Municipal Hospital

> ### 🌸 小贴士
>
> 关于"市医院"有译为"Municipal Hospital"，也有译作"City Hospital"，国内多采用前者，但从英美国家的体制上看，用后者更符合惯例。Civic 多指公民的、市民的、市的，而 Municipal 一词更多是指市政的意思，如：municipal facilities 表示市政工程设施，municipal budget（财政）表示市政预算等。类似案例如青岛市立医院译作 Qingdao City Hospital，渥太华市立医院译作 Ottawa Civic Hospital，台北市立医院译作 Taipei City Hospital。

- 区医院　District Hospital
- 中心卫生院　Central Public Health Center
- 卫生院　Public Health Center
- 社区卫生服务中心　Community Health Center
- 精神卫生中心　Mental Health Center
- 卫生所　Medical Post
- 卫生站　Medical Station
- 卫生室　Clinic

- 医务室　Infirmary
- 卫生保健所　Health Care Center

省、市、县（区）等各级人民政府设置的医疗机构的识别名称中多含有省（Provincial）、市（Municipal）、县（County）、区（District）、街道（Sub-District）、乡（Township）、镇（Town）、村（Village）等行政区划名称，常规应译出。但在实际使用中是否译出应按惯例，一些已经被社会普遍接受的单位名称，则沿用原用法，如北京医院 Beijing Hospital。

国内医疗机构还有另外一套等级划分方法，如三级甲等医院，其中"级"由规划决定，"等"靠评审评出。一、二、三级医院的划定、布局与设置，要由区域（即市、县的行政区划）卫生主管部门根据人群的医疗卫生服务需求统一规划而决定。医院的级别应相对稳定，以保持三级医疗预防保健体系的完整和合理运行。三级医院一般由省级卫生行政部门批准设立。各级医院评审结论分为甲等、乙等、不合格。甲等、乙等医院，由省级卫生行政部门发给国家卫生计生委统一格式的等级证书及标识，等级标识翻译建议如下：

一级乙等医院　Grade Ⅰ Class B Hospital
一级甲等医院　Grade Ⅰ Class A Hospital
二级乙等医院　Grade Ⅱ Class B Hospital
二级甲等医院　Grade Ⅱ Class A Hospital
三级乙等医院　Grade Ⅲ Class B Hospital
三级甲等医院　Grade Ⅲ Class A Hospital

3. 按专科/专病分

- 肝胆医院　Hepatobiliary Hospital
- 胸科医院　Chest Hospital
- 口腔医院　Stomatological Hospital 或 Oral Hospital
- 耳鼻喉科医院　ENT Hospital
- 眼耳鼻喉科医院　Eye & ENT Hospital
- 眼科医院　Eye Hospital 或 Ophthalmology Hospital

小贴士

关于眼科医院的上述两种翻译，曾有过争论，有学者认为"眼科医院"不是"眼医院"，医学专科的名称是由特定的专业词汇组合而成。Ophthalmology 是"眼科"的专有名词，眼科医院应当翻译为"Ophthalmology Hospital"。但 Eye Hospital 作为"眼科医院"标识在西方国家也是被广泛认可的表达，只是 Ophthalmology Hospital 更显专业一些。类似的如皇家眼科医院 Royal Eye Hospital，奥比斯飞行眼科医院 ORBIS Flying Eye Hospital。

● 肿瘤医院　Cancer Hospital 或 Tumor Hospital

小贴士

值得注意的是，"肿瘤医院"并不译为"Oncology Hospital"（《公共服务领域英文译写规范》关于医疗卫生机构名称示例中有采用此译名，值得商榷）或"oncohospital"，而应译作"Cancer Hospital""Cancer Center"或"Tumor Hospital"。如辽宁省肿瘤医院、湖南省肿瘤医院都译作"Tumor Hospital"，而浙江省肿瘤医院、北京肿瘤医院译作"Cancer Hospital"，许多地方省级肿瘤医院译作"Provincial Tumor Hospital"。

但也有人认为"Tumor Hospital"并非肿瘤医院英文地道的说法，因为论文中提及肿瘤医院时，审稿人竟然不知是啥！复旦大学肿瘤医院欧周罗教授分析"Cancer Hospital 还是 Tumor Hospital"的论文颇有意思。据他考证，复旦大学肿瘤医院的英译名一为 Fudan University Cancer Hospital（FUCH），二为 Fudan University Shanghai Cancer Center（FUSCC），后者大概是为了同国外为数众多的癌症中心（Cancer Center）　［如得克萨斯大学 MD 安德生（MD Anderson）癌症中心（MDACC）、纽约斯挪恩－柯特林（Sloan-Kettering）纪念癌症中心（MSKCC）、新加坡的国立癌症中心（NCC）等］取得一致的英文名称。多数学者提到肿瘤医院时首先想到的还是 Cancer Hospital，但实际应用中 Tumor Hospital 的译法还存在。如果将英文的"cancer""tumor"分别直译为中文的"癌""肿瘤"的话，看似简单明了，但 Cancer Hospital 倒译回来可就成了"癌医院"，而国人显然已经接受并习惯于肿瘤医院这一称谓，很多人也许未曾听说过"癌医院"。

谷歌或百度将肿瘤医院译为 Cancer Hospital，而现代汉英词典或有道词典中则是 Tumor Hospital。中国知网（CNKI）翻译助手将肿瘤医院译为 Cancer Hospital、Tumor Hospital 和 Tumour Hospital 的分别有 134 条、123 条和 10 条，提示至少在我国大陆肿瘤医院的英译还远未达成共识，以致许多人在翻译时举棋不定或信手拈来，这也许就是学术界与民间人士的译法相左的原因所在。

● 癌症中心　Cancer Center
● 职业病医院　Occupational Disease Hospital
● 整形外科医院　Plastic Surgery Hospital
● 骨科医院　Orthopedics Hospital
● 肺科医院　Pulmonary Diseases Hospital
● 结核病医院　Tuberculosis Hospital
● 结核病防治院　Tuberculosis Dispensary
● 精神病医院　Mental Hospital 或 Psychiatric Hospital
● 脑科医院　Brain Hospital
● 传染病医院　Infectious Diseases Hospital

- 皮肤病医院　Dermatology Hospital
- 麻风病医院　Leprosy Hospital
- 性病与艾滋病防治院　STD & AIDS Control Hospital
- 性病医院　STD Hospital
- 老年病医院　Geriatric Hospital
- 妇产医院 (妇产科医院)　Obstetrics & Gynecology Hospital 或 Women's Hospital
- 产科医院　Maternity Hospital
- 临终关怀医院 (安宁疗护中心)　Hospice
- 肛肠医院　Proctology Hospital

4. 各类中心

- 体检中心　Medical Examination Center
- 健康教育中心 (健康教育所)　Health Education Center
- 临床检验中心　Clinical Test Center
- 血液中心　Blood Bank
- 生殖医学中心　Reproductive Medicine Center
- 医学影像中心　Medical Imaging Center
- 治未病中心　Preventive Treatment Center

> **小贴士**
>
> 　　国家中医药管理局实施的中医"治未病"健康工程，明确要求二级以上中医医院均要设立"治未病"科。中医"治未病"思想始见于《内经》。《素问·四气调神大论》所言："是故圣人不治已病治未病，不治已乱治未乱，此之谓也。""治未病"包含有预防疾病、早期治疗、防止传变的意思。根据中医基础理论术语国家标准，治未病一般译为"preventive treatment"，因而"治未病中心"做上述译法。

- 质量控制中心　Quality Control Center (QCC)

> **小贴士**
>
> 　　根据《医疗机构管理条例》规定，医疗机构临床科室不得以"××医院××中心"命名，但体检中心、临床检验中心、输液中心、医学影像中心、治未病中心除外。与之类似，目前，医院中还有信息中心、服务中心、活动中心等标识。对于"中心"的英文拼写，英国拼写为"centre"，美国则为"center"。实际使用中，要注意英、美两国英语词汇之间拼写方面的差别，避免在一个机构内同时使用某些词汇的两种拼写方法。类似的还有"cardiogram"和"cardiograph"（心动图），"pediatrician"和"pediatrist"（儿科医生）。

※急救中心系列

● 紧急医疗救援中心　Emergency Medical Rescure Center

● 急救中心　Emergency Center 或 Emergency Medical Center 或 First Aid Center

● 急救站　Emergency Station

● 紧急医疗救援中心　Emergency Rescue Center

● 紧急医疗救援指挥中心　Emergency Medical Rescue Command Center

🌿 小贴士

　　关于急救中心的译法，如"北京急救中心"一译为 Beijing Emergency Medical Center，另一译为"Beijing First Aid Center"。汉语中的急救包含"院前急救"和"院内救治"两个过程，院前急救是指在病人没送达医院之前所采取的抢救和治疗，如 120 指挥调度、现场心肺复苏、止血包扎、固定处理、伤员转送等；院内救治是指病人送达医院后，在医院内部采取的更深入细致的治疗措施。前者按照国际惯例应译为 First Aid，后者用 Emergency 则更为贴切。因此设在医院内的急诊科室、抢救室应选用 Emergency，而不宜使用 First Aid 或 Critical。同样，关于"××省（市）急救中心"翻译也要注意区分院前型或救治型而分别选用不同的译法。

---

5. 机构名称中常用的其他词汇

● 医科大学　Medical University

● 医学院　Medical College

● 药学院　College of Pharmacy

● 卫生职业技术学院　Vocational & Technical Institute of Health

● 卫生学校　Health School

● 护士学校　School of Nursing

● (医疗卫生) 研究所　Research Institute 或 Institute

● 职工医院　Workers' Hospital

第三节　机构名称英译示例

(1) ××省（市/县）医院

×× Provincial (Municipal/County) Hospital

● 福建省立医院　Fujian Provincial Hospital

（2）××省（市/县）中医院

×× Provincial （Municipal/County） Hospital of Traditional Chinese Medicine

● 广东省中医院　Guangdong Provincial Hospital of TCM

（3）××省（市/县）急救中心

×× Provincial （Municipal/County） Medical Emergency Center

● 上海市医疗急救中心　Shanghai Medical Emergency Center

（4）××医科大学附属××医院

×× Affiliated Hospital of ×× Medical University

● 安徽医科大学附属第三医院　The Third Affiliated Hospital of Anhui Medical University

（5）中国人民解放军××医院

×× Military Hospital of China

● 中国人民解放军 302 医院　302 Military Hospital of China

● 中国人民解放军总医院（301 医院）　Chinese PLA General Hospital

（6）××省（市/县）××研究所

×× Provincial （Municipal/County） Research Institute for ××

● 福建省心血管病研究所　Fujian Provincial Research Institute for Cardiovascular Diseases

（7）××医科大学××（专业）博士点

Doctoral Program for ×× [major] of ×× Medical University

● 福建医科大学外科博士点　Doctoral Program for Surgery of Fujian Medical University

（8）××大学××（专业）重点实验室

The Key Laboratory for ×× [major] of ×× University

●福建医科大学心血管病重点实验室　The Key Laboratory for Cardiovascular Diseases of Fujian Medical University

---

小贴士

（1）医疗机构名称在英语中属于专有名词范畴，一般来说一家医院只能使用一种译名。在翻译医疗机构名称时，应首先查阅有关资料，确定是否有普遍接受的定译，尤其是政府部门已对外正式的名称时，绝不能按字面即兴翻译，以免出现一个机构数个译名的混乱状况。国内医疗机构常有一个机构挂多个牌子情况，则应根据需要逐个翻译。

（2）医疗机构名称包含地名、人名的通常采用汉语拼音标注，而不采用意译。

汉语拼音用法应符合 GB/T 16159 的要求，如宣武医院译作 Xuanwu Hospital；已经被社会普遍接受的单位名称（如协和医院译作 Peking Union Medical College Hospital）可沿用旧例。

（3）医院中文标识英译的前提是中文标识必须规范。如中文标识自身命名错误或失当，那么英译必定有问题。医疗机构命名要名副其实，符合国家法律法规要求，名称与类别、诊疗科目相适应，名称不能产生歧义或误导患者。现在国内许多地方诸如"女子医院""男性医院""现代女子医院""男科""女科""男子""女子"等不规范的医院名称，即便翻译成英文，也无法让外国友人明白，而且还会导致"性别歧视"的跨文化误解。

（4）机构名称的英译文中不使用冠词，尽量不使用介词，不用任何标点符号，但有些约定俗成的说法和固定用法例外。

（5）在机构名称的英译过程中，译者有必要根据国家法律法规的要求，对不规范的中文名称提出改进，并按合法的名称进行翻译。

现有译名不符合上述规定，但已经成为注册商标，或使用较长时间并在国际上具有一定影响的，可以沿用，如：外滩译作 The Bund，国际饭店译作 Park Hotel。

（6）实体名称中的汉语拼音可以不标声调符号。

（7）大学附属医院，需要译出大学名称时，将大学名称置于医院名称之后，中间用"，"分隔。"附属"译作"Affiliated"，也可省去不译。

第一节　通用、识别名称总则

临床医技科室的命名与机构名称相类似，规则基本上为"识别名＋通用名"。因此，机构名称英译规则大多情况下都适用于临床医技科室标识语的英译实践。

一、通用名称

● 病房（病区）　Ward 或 Zone

> **小贴士**
>
> 病房统一译为 Ward，如烧伤病房 Burn Ward。不同类别的病房名称翻译详见第二章第五节住院区域标识。

● 处（科）　Department

> **小贴士**
>
> 临床医技科室通常译作"Department"，可缩写为"Dept."，但许多医院由于专业上的二级分科，如普外科下分为肝胆、胃肠、胰腺三个区域，中文标为肝胆外科、胃肠外科、胰腺外科，这种二级分科的"科"与一级分科的"科"有所不同，一般用"Section"表示，因"Section"有部分、章节、地段的意思，也有部门、科的意思。
>
> 若临床二级学科在组织架构上已独立成"科"，则用"Department"。独立科室分部，则用"Division"，如普通外科分部 General Surgery Division。

● 门诊　Clinic
● 室(房、间)　Room
● 所　Bureau
● 站　Station
● 区域　Unit
● 实验室　Laboratory 或 Lab

> **小贴士**
>
> (1) 医院的门诊部、专科医院或医院的诊室和科室译为 Clinic，住院部的科

或表示区域时用 Dept.，如外科 Surgery Dept.。医疗卫生专用功能性的室或房间译为 Room，如敷料间（Dressing Room）、牙片室（Dental Film Room）、起搏室（Cardiac Pacemaker Room）、手术室（Operating Room）。进行化验分析的实验室译为 Laboratory（缩写为 Lab），如外科实验室（Surgery Lab）、预检筛查室（Pretest & Screening Lab）、临床检验室（Clinical Lab）、细胞室（Cell Lab）。

（2）表示部门的通用名在具体标识英译时可以根据实际情况互相替换使用。标识更注重强调实体的功能，许多情况下通用名称可不必翻译，或省略或用缩写，如 Department 可缩写为"Dept."，且应尽量后置或在特定环境下的标牌上予以省略。

（3）处（科）室标识语的英译重点在于识别名，通用名常常因所处语境被省略。如眼科，"科"为通用名，"眼"是有较强指示的识别名，"科"作为通用名可不译。再如"CT 室"，直接标示"CT"即可，"室"作为通用名可不译。

二、识别名称

（1）每门学科都有自己严密的概念体系，医学也不例外。这些概念通过大量的专业术语反映出来，有其严格规定的意义。正确无误地理解专业术语，乃是确切表达的重要前提之一。

临床医技科室名称多以医学专属名词或专科专病为主，这些专有名称往往有其对照的英文。但涉及临床二级分科翻译时，如内科 1 区为心内科，应译为"Internal Medicine-Cardiovascular Dept."。若二级学科已独立设置，则直接翻译为"××科"。

由于医疗专业性很强，对于各科室、专业名称系统非常繁杂，以往一些关于医疗机构科室名称中英文对照的资料，因编排缺乏规律性，往往错漏不少，本书根据原卫生部发布的《医疗机构诊疗科目名录》进行中英文对照，以减少缺项，并增强条理性。

同时，由于法规允许医疗机构实际设置的临床专业科室名称不受《医疗机构诊疗科目名录》限制，可使用习惯名称和跨学科科室名称，如"围产医学科""五官科"等。因此，在编排时，在某学科或专业下，根据国内医疗机构内部设置的惯制列入相关的功能设施。

（2）为了便于说明，本书以"科"为通用名进行英译，如为××门诊/室/间，只要将"Department"相应地改为"Clinic/Room"即可，如预防接种门诊（Prophylactic Vaccination Clinic）、预防接种室（Prophylactic Vaccination Room）等。

医院中同样一个中文标识"妇产科 Department of Obstetrics & Gynecology"，有"妇产科门诊""妇产科病房""妇产科手术室"三种，在门诊则传达"妇产科门诊"的信息，在病房则为"妇产科病房"，放置在手术室，则是专用的"妇产科手术室"的意思。对应于上述例子中的门诊、病房、手术室可不用译出，只需在这些环境下注明"妇产科 Obstetrics & Gynecology"。这一具体信息因其在不同的方位与环境就已经获得表达，再译出来则显得冗余。所以我们必须重视具体语境的语用翻译，而不必拘泥于一对一的生硬翻译。类似其他科室的英译也是如此。

识别名多用名词，不用形容词。

（3）关于医学专业术语缩略语使用的问题，设施名称在英文中已习惯使用其缩写形式的，应采用相应的英文缩写，如：断层扫描室（CT Scan Room），简称CT；自动取款机缩写为ATM。采用缩写形式应符合国际惯例和医疗专业术语标准。来自外来概念的中文缩略语，应使用外来概念原词的英文缩写。如："疾控中心"应使用CDC；中医译作Traditional Chinese Medicine，可缩写为TCM。但实际应用中要注意一些医学专业术语虽然行内有通用的缩略语，如静脉药物配置中心，可缩写为PIVAS，然而公众对此理解上有一定的困难，不建议采用。

第二节　诊疗科目标识

一、预防保健科　Prevention & Health Protection Department

> **小贴士**
>
> 　　预防保健科在医院里常被简称为"防保科"，因为承担本院职工看诊的功能，有些地方译作"Staff Health Clinic"（职工健康门诊），显然将预防保健科的概念缩小了，正确的翻译应为"Prevention and Health Protection Dept."。预防保健科还有以下三种译法：
>
> 　　预防保健科　Preventive Care Dept.
>
> 　　预防保健科　Health Protection Dept.
>
> 　　预防保健科　Prevention & Health Care Dept.

- 免疫预防接种科　Vaccination & Immunoprophylaxis Department
- 预防接种科　Prophylactic Vaccination Department
- 疫苗室　Vaccine Room
- 免疫预防门诊　Immunization Clinic

- 预防门诊　Preventive Medicine Clinic
- 健康教育科　Health Education Department
- 健康教育教室　Health Education Room

二、全科医疗科　**General Practice Department**

- 预防保健中心　Health Protection Center

内科
Internal Medicine
Department

三、内科　Internal Medicine Department

或 Internal Medicine

1. 综合内科　**General Internal Medicine**
2. 呼吸内科　**Respiratory Medicine Department**

> ✿ **小贴士**
>
> 　　某些医院将呼吸内科（或呼吸科）诊室译作"Consulting Room of Pulmonary"，但呼吸系统与肺部是整体与部分的关系，呼吸内科不等于肺部疾病科，该译法是概念的缩小化，可译为"Respiratory Internal Medicine Dept."，但考虑到"Medicine"含有内科的意思，"Internal"常可省略，建议直接译作"Respiratory Medicine"即可。

- 呼吸内科门诊（呼吸门诊）　Respiratory Clinic
- 呼吸内科专家门诊　Respiratory Specialist Clinic
- 呼吸重症监护病房　Respiratory Intensive Care Unit（RICU）
- 哮喘门诊　Asthma Clinic
- 呼吸实验室　Respiratory Lab
- 血气室　Blood Gas Lab
- 肺功能室　Pulmonary Function Test Room

> ✿ **小贴士**
>
> 　　在现有各地出台的公共场所双语标志译法规范中，关于肺功能室的译法有以下三种：
>
> Pulmonary Function Room
> Pulmonary Function Test Room
> Pulmonary Function Assessment Lab
> 肺功能检查是呼吸系统疾病的必要检查之一，对于早期检出肺、气管病变，

评估疾病的病情严重程度及预后，评定药物或其他治疗方法的疗效，鉴别呼吸困难的原因，诊断病变部位、评估肺功能对手术的耐受力或劳动强度耐受力及对危重病人的监护等方面有重要的指导意义。肺功能室是实施肺功能检查的场所，因而在标识语中应将"Test"（检查）的意思补齐。上文第三种译法中"Assessment Lab"倾向于表示"肺功能评估实验室"，要根据具体语境做出合适选择。

- 纤维支气管镜室（气管镜室）Bronchoscopy Room 或 Bronchoscope Room

小贴士

在医院内，纤维支气管镜室常简称为"纤支镜室"，与气管镜室是同一个功能的科室，只是中文名称不同。支气管镜的拼写有两个（仅末尾字母的区别），Bronchoscope 指支气管镜，而 Bronchoscopy 还含有支气管镜检查的意思。

- 呼吸内镜室 Respiratory Endoscopy Room
- 睡眠呼吸暂停检测室 Sleep Apnea Syndrome Test Room
- 呼吸睡眠障碍门诊 Respiratory & Sleep Disorder Clinic
- 睡眠监测室 Sleep Monitoring Room
- 呼吸道传染病诊室 Respiratory Infection Consulting Room
- 雾化吸入室 Nebulizer Room

消化内科
Digestive Internal
Medicine
Department

3. 消化内科（消化科）Digestive Internal Medicine Department 或 Gastroenterology Department

- 消化内科（胃肠内科）Gastrointestinal Medicine 或 GI Medicine
- 消化内科门诊（消化门诊）Gastroenterology Clinic
- 脂肪肝诊室 Fatty Liver Consulting Room
- 消化内科病房 Gastroenterology Medical Ward
- 消化实验室 Gastroenterology Lab
- 消化病诊疗室 Digestive Diseases Treatment Room
- 消化病研究所（胃肠病研究所）Institute of Digestive Diseases（IDD）
- ^{13}C 呼气实验室 ^{13}C-UBT Room
- 消化内镜中心 GI Endoscopy Center

小贴士

内镜（Endoscope）亦即内窥镜，是一种可以通过人体的自然腔道或者有创腔道进入人体，进行诊断检测和治疗的光学仪器，包括胃镜（Gastroscope）、肠镜（Colonoscope）、气管镜（Bronchoscope）、腹腔镜（Laparoscope）、胸腔镜（Thoracoscope）、喉镜（Laryngoscope）、胆道镜（Choledochoscope）、膀胱镜（Cystoscope）、阴道镜（Vaginoscope）、宫腔镜（Hysteroscope）、关节镜（Arthroscope）等。

　　Endoscope 一词为内镜仪器的名称，其前缀"Endo"源自希腊语，是指在××之内，后缀"scope"亦源自希腊语，系指目标或察看之义。上述各类内镜的命名均根据其检查的不同部分或功能而定，均以"scope"为后缀。而 Endoscopy 指的是运用某种内镜进行检查和治疗的方法，强调的是一种方法或检查的过程，各类内镜检查英文术语均以"scopy"为后缀。

- 内镜室　Endoscopy Room
- 胃镜室　Gastroscopy Room
- 肠镜室　Colonoscopy Room
- 胶囊内镜室　Capsule Endoscopy Room
- 超声内镜　Endoscopic Ultrasound Room 或 EUS Room
- 无痛内镜室　Analgesic Digestive Endoscopy Room
- ERCP 室　ERCP Room

小贴士

　　ERCP 是内镜下逆行胰胆管造影术（Endoscopic Retrograde Cholangiopancreatography）的缩略语。

- 胃肠动力检查室　Gastrointestinal Motility Test Room
- 胃肠动力实验室　Gastrointestinal Motility Test Lab
- 胃电图室　Electrogastrogram Room 或 EGG Room
- 治疗内镜研究室　Therapeutic Endoscopy Lab
- 内镜治疗室　Therapeutic Endoscopy Room

神经内科
Neurological
Medicine
Department

4. 神经内科（神经科）　Neurology Department

或 Neurological Medicine Department

- 神经内科门诊　Neurology Clinic

小贴士

　　神经内科是独立的二级学科，不属于内科概念，主要诊治脑血管疾病（脑梗死、脑出血）、偏头痛、脑部炎症性疾病（脑炎、脑膜炎）、脊髓炎、癫痫、痴呆、神经系统变性病、代谢病和遗传病、三叉神经痛、坐骨神经病、周围神经病（四肢麻木、无力）及重症肌无力等，主要检查手段包括头颈部 MRI（磁共振）、CT（电子计算机断层扫描）、ECT（发射型计算机断层扫描）、PET-CT（正电子发射计算机断层显像）、EEG（脑电图）、EMG（肌电图）、TCD（经颅多普勒超声）、EP（诱发电位）及 Hemorheology（血流变学检查）等。从标识上说，相应的也就有上述这些专病、专科门诊以及检查功能室，具体翻译时要予以注意。至于网上广为诟病的急诊神内科译为"Emergency God Medical"（图 4-1），将本为神经科的"神"译为"God（西语中的上帝或神）"，估计是机器翻译的结果，真可谓是"神翻译"！

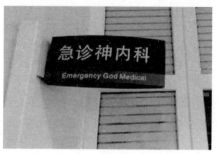

图 4-1

● 脑血管病门诊　Cerebrovascular Diseases Clinic

● 头痛门诊　Headache Clinic

● 睡眠障碍门诊　Sleep Disorder Clinic

● 痴呆门诊　Dementia Clinic

● 癫痫门诊　Epilepsy Clinic

● 帕金森病门诊　Parkinson＇s Disease Clinic

● 脱髓鞘疾病门诊　Demyelinating Diseases Clinic

● 周围神经和肌肉病门诊　Peripheral Nerve & Muscle Diseases Clinic

● 神经遗传病门诊　Neurogenetics Clinic

● 老年门诊　Geriatric Clinic❶

● 脑功能康复室　Brain Function Rehabilitation Room

● 神经康复室　Neurological Rehabilitation Room

● 腰穿室　Lumbar Puncture Room

● 神经电生理室　Neuroelectrophysiological Lab

● 神经心理室　Neuropsychological Lab

● 神经行为室　Neural Behavior Lab

● 经颅多普勒室　Transcranial Doppler Ultrasonography Room 或 TCD

---

❶　主要针对老年痴呆门诊。

- 视频脑电室　Video-EEG Room
- 脑电图室　EEG Room
- 肌电图室　EMG Room
- 眼震电图室　ENG Room
- 诱发电位室　Evoked Potential Room

> ### 🌿 小贴士
>
> 　　诱发电位是通过刺激诱发电位对脑功能进行检查的一种方法，包括视觉、听觉、机体觉诱发电位，就像电工检测线路一样，主要评估神经是否相通。有的医院也将诱发电位室标识为"脑干诱发电位室"，后者诱发的电位主要局限于脑干，但二者使用同一类仪器，原理基本相同，因此可归为一类。"脑干诱发电位室"可译为"Brainstem Evoked Potential Room"，有人在该标识译法中加入"Measurement"，笔者认为诱发电位（Evoked Potential）已包含检查测量的含义，出于标识语简洁明了的翻译规则，该标识英译可不加"Measurement"一词。

心血管内科
Cardiology And
Vascular
Department

5. 心血管内科（心内科）　Cardiovascular Department

> ### 🌿 小贴士
>
> 　　图标中将心血管内科译为"Cardiology and Vascular"，Cardiology 意为心脏病学，而心血管内科（简称心内科）不仅承担心脏疾病的诊治，还包括与心脏相连的大血管、周围血管病的诊治，Cardiovascular 包含有心脏与血管的意思，比图标中译法更简洁明了，也比较常用。

- 心内科病房　Cardiovascular Ward
- 冠心病监护病房　Coronary Care Unit 或 CCU
- 心内科门诊　Cardiovascular Clinic
- 心内科专家门诊　Cardiovascular Specialist Clinic
- 心脏病门诊　Cardiology Clinic
- 心律失常门诊　Arrhythmia Clinic
- 起搏器门诊　Cardiac Pacemaker Clinic
- 房颤门诊　Atrial Fibrillation Clinic
- 高脂血症门诊　Hyperlipidemia Clinic
- 高血压门诊　Hypertension Clinic
- 心肌病门诊　Cardiomyology Clinic
- 心导管室　Cardiac Catheterization Room

🌿 小贴士

导管室（Catheterization Room）是实施介入性诊治的重要场所，是医务人员在 X 射线引导下进行有创性操作的手术室，它兼有手术室及放射科的特点。介入治疗最先在心血管领域应用，因此在医疗机构内专属于心血管使用的导管室，往往称为心脏导管室或心导管室。有些导管室专属于神经科使用，中文标识为"神经导管室""神经介入室"，则译为"Neurology Catheterization Room"。若是"介入放射科"，则译为 Interventional Radiology。

有的地方将导管室译为 Catheter Room，Catheter 仅表达导管的意思，而 Catheterization 涵盖实施导管介入诊疗的意义，相比之下更准确些。

● 心电图室　Electrocardiogram Room 或 ECG Room

🌿 小贴士

心电图是临床最常用的检查之一，应用广泛。1842 年法国科学家 Mattencci 首先发现了心脏的电活动，至今心电图已经有 100 多年历史，心电图室已成为医院必设的功能室。

"心电图室"的译法有三种：① Electrocardiogram Room；② ECG Room；③ Electrocardiography Room。

Electrocardiogram 侧向于"心电图"检查的意思；Electrocardiography 侧重于指"心电图机"，而心电图室不仅指放置心电图机的地方，更是进行心电图检查的功能室。临床上常用的缩略语为"ECG"，因此倾向于用前两种翻译。Electrocardiogram 也缩略为"EKG"，在美国医疗机构里常用。

至于像图 4-2 那样将"心电图室"译作"Medical Record Room"（病案室），纯粹是牛头不对马嘴的误译，在此不值得一议。

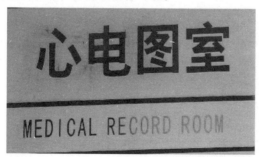

图 4-2

● 动态心电图室　Dynamic Electrocardiogram Room 或 Dynamic ECG
● 24 小时动态心电图　Holter ECG Monitor 或 Holter

- 运动心电图室（平板运动试验检查室、运动平板室、平板运动室） Treadmill Test Room 或 TMT Room
  - 动态血压室 ABPM Room
  - 心功能室(心功能检查室) Cadiac Function Test Room
  - 无创心功能检查室 Non-invasive Cardiac Function Test Room
  - 心电向量室 Vectorcardiography Room
  - 心房调搏室 Atrial Pacing Room
  - 起搏室 Cardiac Pacemaker Room
  - 倾斜试验检查室 Inclining Test Room 或 Tilt Table Test Room
  - 血管内超声 Intravenous Ultrasound 或 IVUS
  - 超声心动图室 Echocardiography Room 或 Echocardiogram Room

小贴士

超声心动图（Echocardiography）是利用超声原理诊断心血管疾病的一种技术。随着超声诊断技术的不断进步，已经成为无创诊断心血管疾病的重要手段，越来越引起临床的重视。它包括 M 型超声心动图（M-mode Echocardiography）、二维超声心动图（Two-dimensional Echocardiography）、频谱多普勒超声心动图（Spectral Doppler Echocardiography）和彩色多普勒超声心动图（Color Doppler Echocardiography）等项技术。正因如此，开展此项检查的功能室有"心脏超声""心脏彩超""二维彩超""心脏二维超声""超声心动图"等多种中文标识，建议统一标识为比较通用的"超声心动图"，对应的英译名为"Echocardiography"或"Echocardiogram"。也有将超声心动图译作"Ultrasound Cardiogram"，缩写为"UCG"，但并不常用。

- 高血压研究所 Hypertension Research Institute
- 心血管研究所 Cardiovascular Medicine Institute

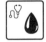
血液内科（血液科）
Hematology Department

6. 血液内科（血液科） Hematology Department

- 血液病门诊 Hematology Clinic
- 白血病门诊 Leukemia Clinic
- 层流净化病房 Laminar Flow Purification Ward
- 造血干细胞采集室 Hematopoietic Stem Cell Collection Room
- 造血干细胞移植实验室 Hematopoietic Stem Cell Transplantation Lab
- 血液病研究所 Institute of Hematology
- 骨髓移植病房 Bone Marrow Transplantation Ward

肾内科
Nephrology
Department

7. 肾内科（肾病科、肾科） **Nephrology Department**

- 肾病门诊　Nephrology Clinic
- 血尿门诊　Hematuria Clinic
- 血液净化室　Blood Purification Room
- 血液净化中心　Blood Purification Center
- 血透室　Hemodialysis Room
- 血液透析病房　Hemodialysis Unit
- 血透中心　Hemodialysis Center
- 水处理室　Water Purification 或 Dialysis Preparation Room
- 肾脏病研究所　Institute of Nephrology
- 血液透析随访门诊　Hemodialysis Follow-up Clinic
- 腹膜透析室　Peritoneal Dialysis Room
- 腹膜透析随访门诊　Peritoneal Dialysis Follow-up Clinic

小贴士

　　随访（follow up）是指医院对曾在医院就诊的患者以通讯或其他的方式，进行定期了解患者病情变化和指导患者康复的一种观察方法，是医院根据医疗、科研、教学的需要，与诊治后的患者保持联系或要求患者定期来医院复查，对患者的疾病疗效、发展状况继续进行追踪观察所做的工作，又称做随诊。简单地说，就是在诊治后，对患者继续追踪、查访。医院开展随访的方式包括门诊随访、信件随访、居家随访、委托代随访、电话及电子邮件随访等。主要承担某项随访任务的门诊即为随访门诊（Follow-up Clinic），因此"某某随访门诊"通常译为"××Follow-up Clinic"，如"起搏器随访门诊"译为"Cardiac Pacemaker Follow-up Clinic"，"冠心病介入治疗后随访门诊"译为"Coronary Disease Interventional Therapy Follow-up Clinic"。

内分泌科
Endocrinology
Department

8. 内分泌科　**Endocrinology Department**

- 内分泌研究所　Endocrinology Institute
- 内分泌治疗中心　Endocrinotherapy Center
- 内分泌门诊　Endocrinology Clinic
- 甲亢门诊　Hyperthyroidism Clinic
- 糖尿病门诊　Diabetes Clinic
- 肥胖门诊　Obesity Clinic
- 营养门诊　Nutrition Clinic

● 营养测定室　Nutrition Test Room

9. 内科系统其他专科、专病门诊

● 免疫科　Immunology Department

● 变态反应科（过敏专科）　Allergy & Immunology Department

● 免疫门诊　Immunology Clinic

● 风湿科　Rheumatology Department

● 风湿免疫科　Rheumatology & Immunology Department

小贴士

　　风湿科（风湿病科）也有译作"Rheumatism Department"，类似的风湿病门诊译作"Rheumatism Clinic"。"Rheumatism"与"Rheumatology"的词根"rheumatic"均表达风湿病相关的意思，如"Rheumatologist"（风湿病学家），考虑"Rheumatism"虽有风湿病的意思，但"Rheumatology"作为学科解释已是固定的搭配了，因此在涉及风湿病相关的标识语时，建议用"Rheumatology"一词。

外科
Surgery
Department

四、外科　Surgery Department 或 Surgery

● 外科门诊　Surgery Clinic

● 外科专家门诊　Specialist Surgical Clinic

● 外科特级专家门诊　Senior Specialist Surgical Clinic

● 外科病房　Surgical Ward

● 外科检查　Surgical Exam

● 外科治疗室　Surgery Treatment Room

● 外科实验室　Surgery Lab

● 外科灌肠室　Surgery Enema Lab

● 外科换药室　Dressing Room

● 外科无菌室　Surgery Sterile Room

● 外科示教室　Surgery Demonstration Room

普通外科（通用外科）
General Surgery
Department

1. 普通外科　General Surgery Department

（1）普通外科门诊　General Surgery Clinic

小贴士

　　医疗机构标识语的译写应保证医务概念准确，符合医疗专业术语标准，如："外科"译作 Surgery,普通外科 General Surgery,"普通"译作 General。中文标识中,也有将普通外科简称为"普外科",或标识为"基本外科""一般外科""通用外科"的,均应译为 General Surgery,不译为 Basic Surgery。至于通用名称病房(Ward)、科(Department)、门诊(Clinic)、室(Room)是否在标识中体现,要根据标识语所处的语境决定。本书为表述方便,一般都将通用名称加到英译名中。

根据治疗目标的不同,一些大型综合医院对普通外科进行了更细致的专业分工,有的根据所负责脏器疾病的诊治范围,分为甲状腺、乳房、胃肠、肝胆、胰脾、器官移植、周围血管疾病等外科部门,有的还根据新技术分为腔镜外科、微创外科等,翻译时应具体情况具体分析,实现功能对等。

(2)肝胆外科　Hepatic Surgery Department
● 肝胆腹腔镜外科　Laparoscopic Surgery
● 胆道镜室　Choledochoscope Room
(3)胃肠外科　Gastrointestinal Surgery Department
● 结直肠外科(肛门大肠病外科)　Coloproctology Surgery Department
● 结肠镜室　Colonoscopy Room
● 直肠镜室　Proctoscopy Room
● 肛肠科(痔疮科)　Proctology

小贴士

引入西医的过程中,大量采用传统中医名词作为术语的中文名,这对于国人快速理解、认同西医起到了关键作用。然而,许多中、西医术语在内涵上并不完全对等,中、西方的文化认同也各有差异,正因如此,一些西医术语译为中文时可被理解,而中医术语英译时却遇上难题。如"某肛肠医院"因译作 Anus Hospital(肛门医院)或 Anus and Intestine Hospital(肛门和肠子医院)而被广为诟病。类似的,还有"肛肠科"译作 Anus Department,"痔疮科"译作 Hemorrhoids Department 或 Piles Clinic(图 4-3),被认为是非常不雅的英语翻译。

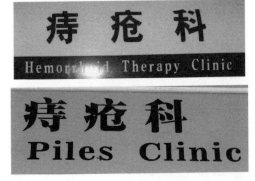

图 4-3

纵观肛肠科的诊治范围，一般包括发生于肛门直肠部位的疾病及部分结肠疾病，根据科室的功能定位可以对应直肠病学（Proctology）或结直肠病学（Coloproctology）。《中国肛肠病杂志》英文名称 Chinese Journal of Coloproctology，日本大肠肛门病学会英文名称 The Japan Society of Coloproctology，中医药学名词审定委员会审定的"中医肛肠科学"英文名为 Proctology of Traditional Chinese Medicine。因此，仅诊治肛周及部分直肠疾病的肛肠科（包括痔疮科）可译为 Proctology，涉及结肠疾病诊治的则译作 Coloproctology。

至于一些文献中关于肛肠外科门诊 Anorectal Surgery Clinic、肛肠诊室 Anorectal Consulting Room、肛肠治疗室 Anorectum Treatment Room 的翻译，利用词根 Ano-（肛门）加上 Rectal（直肠的）形成的 Anorectal（肛肠）不常用，建议不要用做此类标识翻译。

深圳职业技术学院外国语学院金其斌对深圳市八所医疗机构公示语英译现状进行调查与分析，发现各家医院"肛肠科"的翻译都用到了 anus 和 anal 这两个词：

深圳某中医院：肛肠科病区 Piles & Anal Fistula Ward，肛肠病区 Anusintestine Ward，肛肠科 Dept. Anal & Intestinal Disease

某医院：肛肠科坐浴室 Anusintestine Bath Therapy Room

anus，即肛门。英语中，任何和粪便相关的词汇都难登大雅之堂，所以许多人不用 anus。该词因此名正言顺被收入《英语脏词禁忌语词典》。美国有线电视新闻网（CNN）曾报道外国志愿者帮助北京某肛肠医院纠正该院英文名称误用"anus"的案例，国外某专业翻译网站对此评论道：

That's pretty funny. There are scientific names and other euphemisms for certain body parts, like colon, rectum, lower intestinal tract, digestive system, etc.

太不可思议了。英语中有不少表示某些身体部位（这里即指 anus）的学科术语和委婉语，如 colon（结肠）、rectum（直肠）、lower intestinal tract（大肠末端）、digestive system（消化系统）等❶。

（4）微创外科　**Minimally Invasive Surgery**

（5）胰腺外科　**Pancreatic Surgery**

（6）甲状腺乳腺外科（甲乳外科）　**Breast & Thyroid Surgery**

● 甲状腺门诊　Thyroid Clinic

● 乳腺科　Galactophore Department

● 乳腺门诊　Breast Clinic 或 Galactophore Clinic

● 乳腺激光治疗室　Breast Laser Therapy Room

（7）腹壁及疝外科　**Abdominal Wall & Hernia Surgery**

（8）创伤外科　**Trauma Department**

（9）器官移植科　**Organ Transplantation Department**

---

❶　此处评论中文部分并非原文，系笔者翻译。

● 肝脏移植科　Hepatic Transplantation Department 或 Liver Transplantation Department

● 心脏移植科　Heart Transplantation Department

● 肺脏移植科　Lung Transplantation Department

● 肾脏移植科　Kidney Transplantation Department 或 Renal Transplantation Department

小贴士

需要注意的是，与肾脏相关的词有三个：Renal、Kidney、Nephrology。Renal 为形容词，意为与肾脏有关的，源自拉丁文 rēnēs adj.（of, relating to, or in the region of the kidney.），指肾脏相关的或肾脏区的；Kidney 为名词，源自古英语，指的是肾脏这一器官名称。Nephrology（肾脏病学）为名词，源自古希腊语"nephro"，意为"肾脏"，指与肾脏疾病相关的学科。

肾脏移植的英译，建议译为器官名称，而非使用表达功能的形容词 renal。但在实际应用中，由于大众并非语言学家，上述两种英译均较多使用，亦为大家所接受。

同样，关于心脏的 heart 和 coronary、呼吸的 pulmonary 和 lung、肝脏的 hepatic 和 liver 在标识语中混用也相当普遍，并不影响理解。

2. 神经外科　Neurosurgery Department

● 神经外科门诊　Neurosurgery Clinic

● 脑外科　Cerebral Surgery Department 或 Brain Surgery Department

小贴士

以往有将神经外科翻译为"Neurology Surgical Department"，这与"Neurosurgery Department"看起来近似，其实是有不同的。神经外科是外科的一个分支，Neurology（神经病学）是研究中枢神经系统、周围神经系统及骨骼肌疾病的病因及发病机制、病理、临床表现、诊断、治疗及预防的一门临床医学学科，其研究范围包括神经内科各种疾病，因此神经外科也有译作"Department of Neurological Surgery"。

美国匹兹堡大学医学院神经外科包括下列二级分科：

Brain & Spine Injury（大脑与脊柱损伤）

Cerebrovascular Neurosurgery Center（神经血管中心）

Clinical Neurophysiology（临床神经生理）

Cranial Base Center（颅底中心）

Cranial Nerve Program（颅脑神经研究项目）

Epilepsy and Movement Disorders（癫痫和运动障碍）

Human Neural Prosthetics（体神经修复）

Center for Image-Guided Neurosurgery（神经外科导航中心）

Neurosurgical Oncology（神经外科肿瘤学）

Pediatric Neurosurgery（小儿神经外科）

Spine Services（脊柱中心）

骨科
Orthopedics
Department

3. 骨科　Orthopedics Department

小贴士

　　Orthopedics（亦作 Orthopaedics），既作"骨科"之译，又可译为矫形外科学，Orthopedic 是其形容词形式。笔者所调查收集的双语标识中，有多例将"Orthopedics"误写为 Orthopeadic、Orthopetics，应引起注意。建议一家医院里应统一译法，骨科要么译作 Orthopedics，要么译作 Orthopaedics。

　　不少医院的骨科都已升级二级分科。根据原卫生部印发的《骨科医院基本标准（试行）》（卫医政发〔2010〕90号），三级骨科（Orthopedics）医院临床科室至少设置创伤骨科（Traumatic Orthopedics）、关节科（Osteoarthropathy）、脊柱科（Spine）、手外科（Hand Surgery）、小儿骨科（Pediatric Orthopedics）、骨肿瘤科（Bone Tumour）、足踝科（Foot & Ankle）、骨内科中的5个科以及内科、外科、重症医学科、急诊科、麻醉科和康复科。因此，规范的骨科二级科室应该是创伤骨科、关节科、脊柱科、手外科、小儿骨科、骨肿瘤科、足踝科、骨内科。

　　现在医院内尚有矫形骨科、显微骨科、微创骨科、骨质疏松科等，中文命名虽然不规范，一般可按其功能进行翻译。

- 骨科门诊　Orthopedics Clinic
- 骨科诊室　Orthopedics Consulting Room
- 骨科专家门诊　Orthopedics Specialist Clinic
- 骨科病房　Orthopedics Ward
- 骨质疏松门诊　Osteoporosis Clinic
- 创伤骨科门诊　Traumatic Orthopedics Clinic
- 创伤骨科专家门诊　Traumatic Orthopedics Specialist Clinic
- 脊柱门诊　Spine Clinic
- 脊柱专家门诊　Spine Specialist Clinic
- 脊柱病房　Spine Ward

- 颈椎病专科　Cervical Spondylosis Clinic
- 骨肿瘤门诊　Bone Tumour Clinic
- 骨科烧伤　Orthopedics & Burn Department
- 骨关节科　Osteoarthropathy Department
- 骨关节病治疗中心　Osteoarthropathy Treatment Center
- 手外科　Hand Surgery Department
- 手外科门诊　Hand Surgery Clinic
- 手外科专家门诊　Hand Surgery Specialist Clinic
- 手外科病房　Hand Surgery Ward
- 手外科急诊　Hand Surgery Emergency
- 手显外科　Hand & Microsurgery Department
- 骨库　Bone Bank
- 骨科封闭室　Orthopedic Block Therapy Room
- 骨科整复室　Orthopedic Rehabilitation Room
- 骨科复查照相室　Orthopedics Reexamination & Radiology Room
- 石膏房（石膏室）　Plaster Room

> ### 🌿 小贴士
>
> 　　医院里门诊或骨科病房常设有石膏室，这是骨折病人进行石膏固定的场所，并非仅仅存在石膏的房间。有学者讨论译作"Plaster Room"或"Casting Room"哪个更地道，后者为"石膏塑型"，似乎更接近原意。笔者咨询了骨科专家，并在英美医院网站上进行检索，发现"Plaster Room"更常用，有的医院骨科门诊的石膏室与Orthopedic Clinic（骨科门诊）共处一个区域，提供评估（assessment）、随访（follow up）、拍片（X-rays）、敷或去除石膏（casting/removal of）、拆线（removal of stitches）、换药（dressing changes）、注射（injection）、夹板固定（splinting）、骨科教育（education）、特殊足踝处置（specialty foot and ankle procedures）等医疗服务。
>
> 　　如使用"Casting Room"这一标识，建议加上限定词，即"Orthopedic Casting Room"，以便与其他塑型铸造车间相区别开来。

4. 泌尿外科（泌尿科）　Urology Surgery Department

- 泌尿外科门诊　Urology Clinic
- 男性科（男科）　Andrology Department
- 男性生殖医学实验室　Reproductive Medical Laboratory
- 取精室（精液收集室）　Semen Collection Room
- 尿动力学检查室　Urodynamic Examination Room
- 影像尿动力学检查室　Videourodynamic Examination Room

● 碎石室　ESWL Room

小贴士

医学英语名词术语大多源自希腊语、拉丁语或拉丁化的希腊语，构词能力强，很多名词术语"一词多式"。ESWL 是体外冲击波碎石术（Extracorporeal Shock Wave Lithotripsy）的英文缩写，突出了"体""石"的词源。碎石室又称体外碎石室、震波碎石室、体外震波碎石室等。有医院将"体外碎石中心"译作"Hcd Lithotrity Center"、碎石室译作"Lithotrity Room"（图 4-4），建议改译为"ESWL Center"或"ESWL Room"。

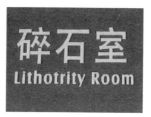

图 4-4

● 膀胱镜室（膀胱镜检查室）　Cystoscope Room 或 Cystoscopy Room

小贴士

正如图 4-5 所示，Cystoscope 强调仪器，而 Cystoscopy 强调该检查的过程，用作标识语时前者强调安置该仪器的场所，后者强调实施该项检查或治疗的场所，二者并无特殊的区分。若非要细分不可，则 Cystoscope Room 对应"膀胱镜室"，Cystoscopy Room 对应"膀胱镜检查室"。至于某些医院中文标识"泌尿外科膀胱镜室"中的"泌尿外科"实属画蛇添足，如非特殊语境之需，"Urology（泌尿外科）"无须译出。

其他各类内镜室标识语英译可参照此法。

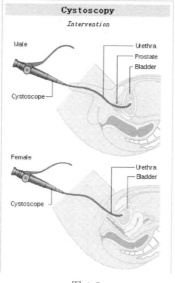

图 4-5

5. 胸外科　Thoracic Surgery Department

- 胸外科门诊　Thoracic Surgery Clinic
- 胸腔镜室　Thoracoscope Room
- 胸心外科　Cardio-Thoracic Surgery

6. 心外科（心血管外科、心脏大血管外科）

Cardiovascular Surgery Department

- 心脏外科　Cardiac Surgery Department
- 血管外科　Vascular Surgery Department

7. 肿瘤外科　Surgical Oncology

- 肿瘤外科门诊　Surgical Oncology Clinic

8. 烧伤科　Burn Department

- 烧伤病房　Burn Ward
- 烧伤门诊　Burn Clinic
- 烧伤急诊　Burn Emergency
- 烧伤专家门诊　Burn Specialist Clinic
- 烧伤整形科　Burn & Plastic Surgery Department
- 整形外科　Plastic surgery Department
- 整形外科门诊　Plastic Surgery Clinic
- 整形美容科　Plastic Aesthetic Department
- 激光美容科　Laser Cosmetology

小贴士

　　吸脂（Liposuction），顾名思义就是抽取多余的脂肪，是整形美容科改善肥胖体型的常用方法之一。某家大医院广告牌，曾将"吸脂"译作 suck fat，这是根据中文字面意思翻译的结果，"吸" — suck，"脂" — fat。不知老外能否看懂广告牌上的 suck fat 是指吸脂手术，即便看懂了，你说他/她敢去一家把 Liposuction 称作 suck fat 的医院接受吸脂手术吗？

妇产科
Obstetrics And
Gynecology
Department

五、妇产科 Obstetrics & Gynecology Department

（1）产科 Obstetrics Department

- 产科病房 Obstetrics Ward
- 产前宣教室 Prenatal Education Room
- 产前诊断中心 Prenatal Diagnosis Center
- 产前诊断实验室 Antenatal（英）/ Prenatal（美）Diagnosis Lab
- 产前区 Pre-natal Department
- 产房 Delivery Room 或 Labor Ward
- 产后区 Post-natal Department
- 妇幼健康教育中心 Maternity & Child Health Education Centre
- 孕妇学校（妈妈学校）〈开展产前宣教的地方〉 School for Pregnant Women

小贴士

　　该译法在措辞、语法与功能上都是正确的，但是笔者认为孕妇学校实际是为准妈妈们提供产前教育和新生婴幼儿护理训练的地方，用 school 一词显得过于正式与生硬，建议译为更加温馨和人性化的表达，如 Center for Mother-to-be（准妈妈培训中心）。

- 围产医学科 Perinatology Department
- 围产保健管理科 Perinatal Healthcare Management Section
- 围产保健室 Perinatal Healthcare Room
- 围产检测室 Perinatal Examination Room 或 Perinatal Test Room

小贴士

　　"检测""检查""检验"译为 Test，还是译为"Examination"？到底是 X-ray Examination，还是 X-ray Test？类似的有三个词，即 examination、test、quiz。

　　Examination 通常只指正式的考试，尤其指重要的考试，如期末考试、入学考试等，exam 是 examination 的缩写，常用于口语；test 为小考或考查；quiz 为测验，特指事先无准备，随时进行的随堂测验，也可指（广播节目中的）一般知识测验、问答比赛、猜谜等。当指利用一套的问题、练习或实践活动来衡量一个人的某方面技巧、能力或知识结构时，test 与 examination 二者是可以互相替换的词。

　　当从医学角度理解"Test"时，指的是对身体某个部位进行的检查，或是对取自身体某一部位的物质进行检测和化验以查看身体健康状况或是查明出现某一症状的原因。如：blood test（验血）、a hearing test（听力检查）、a test for HIV（艾滋病毒检查）。检查（test）结果可以是阴性（negative）或是阳性（positive）。

故涉及检测、检查这个内涵和范畴时，建议使用 test。

从医学角度理解 examination，指的是医生查看就医者的身体基本状况，或做一些简单的检测（test）来查看其健康状况的意思，常用于 physical/medical examination（体格检查）、a thorough examination（全面的体检）。

然而，在医疗机构中文标识中，"检测""检查""检验"既有译为 Test，又有译为 "Examination" 的情况，从中文意思理解并没有多大区别。此外，医学检验，主要指实验室检验，虽然有很多种翻译，如 medical testing/examination，但更地道的翻译应该是 Laboratory Testing。

至于 "监督检验中心"，其中的 "监督" 两字，在英语中是很少见的，因为在西方，检验机构只是提供服务的机构，不像国内，一般都附属于某个行业管理部门，行使着一定程度的监督职能。因而，建议 "监督检验中心" 可直译为 Supervision & Test Center；如果顾及文化差异，可省掉其中的 Supervision，仅保留 Test Center。

- 遗传咨询室　Genetic Consulting Room
- 遗传筛查室　Genetic Screening Test Room
- 产科超声室　Obstetric Ultrasonography Room
- 胎心监护室　Fetal Heart Rate Monitoring Room
- 孕妇营养定量检测　Gravida Nutrition Quantitative Detection
- 妊高征实验室　Pregnancy-induced Hypertension Syndrome Laboratory 或 PIH Lab
- 产后复查室　Postpartum Examination Room
- 产后康复中心　Postpartum Recovery Center
- 出生监测信息管理科　Birth Data Management Section
- 婴儿室　Nurseries
- 母婴同室　Rooming-in Care
- 母婴保健中心　Maternal & Infant Healthcare Center
- 哺乳室　Nursing Room

🌿 小贴士

公共场所设置哺乳室是社会进步的标志，在医院里特别是妇产医院设置哺乳室已很普遍。据笔者观察，哺乳室的英译至少有以下几种：Mother's Room（图 4-6）、Breastfeeding Room（图 4-7）、Nursing Room（图 4-8），三者配上形象的图标，皆可表达 "哺乳室" 的含义，Nursing Room 似乎更人性化些，表达此室不仅可以

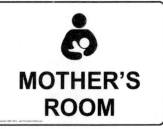

图 4-6

哺乳，也是母亲护理、照顾婴儿之处。

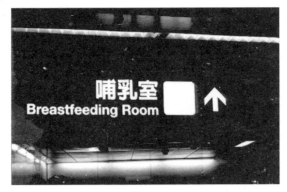

图 4-7

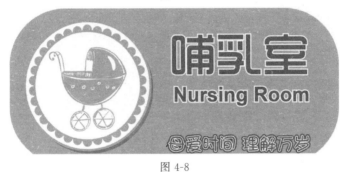

图 4-8

● 婴儿护理台 〈换尿片的地方〉 Diaper Changing Table

小贴士

　　图 4-9 的图标形象地说明此处为提供婴儿换尿片的地方，"Diaper Table" 缺少 "Changing"，表达要素缺失，而 "Baby Changing Station" 难道想说的是 "换婴儿台"？建议改为 "Diaper Changing Table"，下一行标识改为 "Baby Care"。

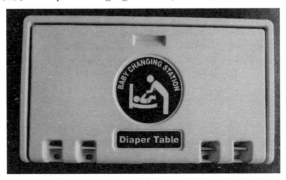

图 4-9

（2）妇科　Gynecology Department

- 妇科分诊　Gynecology Reception
- 妇科观察室　Gynecology Observation Room
- 妇科彩超室　Gynecology Ultrasonography Room
- 阴道超声室　Transvaginal Ultrasonography Room
- 子宫输卵管造影室　Hysterosalpingography Room
- 妇科肿瘤科　Gynecological Oncology Department
- 妇科肿瘤门诊　Gynecological Oncology Clinic
- 妇女保健科　Women's Healthcare Department
- 妇科内分泌门诊　Gynecological Endocrinology Clinic
- 妇科微创中心　Gynecological Minimally Invasive Surgery Center
- 妇科微创门诊　Gynecological Minimally Invasive Surgery Clinic
- 阴道镜室　Vaginoscopy Room 或 Colposcopy Room
- 宫腔镜室　Hysteroscopy Room
- 器械清洗室　Appliance Washing Room
- 妇科生殖道感染门诊　Female Genital Tract Infection Clinic
- 宫颈疾病诊治中心　Cervical Diseases Diagnosis & Treatment Center
- 宫颈病门诊　Cervical Disease Clinic
- 宫颈癌诊治中心　Cervical Cancer Center
- 妇科泌尿学　Gynecological Urology
- 盆底康复重建外科　Pelvic Floor Recovery & Restoration Surgery
- 盆底康复治疗室　Pelvic Floor Rehabilitation Room
- 女性尿失禁防治中心　Female Incontinence Prevention & Treatment Center

（3）生殖医学科　Reproductive Medicine Department

- 生殖医学中心　Reproductive Medicine Center
- 生殖医学门诊　Reproductive Medicine Clinic
- 不孕不育诊疗中心　Infertility Diagnosis & Treatment Center
- 不孕症门诊　Infertility Clinic

小贴士

　　Reproductive Medicine 是指整个生殖医学，包括男性和女性生殖医学。若"生殖医学中心"在妇产科内，是仅针对女性生殖问题的，译作 Reproductive Medicine Center，则有范围扩大化之嫌，故译作 Reproductive Medicine Center of Gynecology 会更贴切些。

　　而将"不孕不育医院"译作 Sterility Hospital 则错得离谱，Sterility 有绝育的意思，甚至可以理解为在这家医院治疗后，就绝育了！建议"不孕不育医院"仿照上述"不孕不育诊疗中心"的译法，译作"Infertility Hospital"。

- 人工授精实验室　Artificial Insemination Laboratory
- 人工授精手术室　Artificial Insemination Operating Room
- 精子库　Sperm Bank
- 精液处置室　Semen Treatment Room
- 试管婴儿实验室　Test-Tube Baby Laboratory
- 试管婴儿手术室　Test-Tube Baby Operating Room
- 胚胎移植室　Embryo Transplantation Room
- 体外受精-胚胎移植室　IVF-ET Room
- 冷冻室〈用于胚胎超低温储藏的场所〉　Embryo Cryopreservation Room

小贴士

胚胎冷冻是将胚胎和冷冻液装入冷冻管中，经过慢速（第 2～3 天的胚胎）和快速（第 5～6 天的囊胚）两种降温方式使胚胎能静止下来并可在 -196℃ 的液氮中保存的一种方法。医学实验室内的冷冻室与冰箱、冰柜的冷藏室、冷冻室（refrigerating chamber/cold store/cold closet、freezer）是不一样的。一般来说按不同的冷藏温度分为三类：Cold Room 是指 4℃ 保存的冷室；Freezer 指 -20℃ 保存的冷室；而 Cryopreservation Room 则是液氮中 -196℃ 长期冷冻保存配子、胚胎、干细胞之类的场所。因此，生殖医学实验中冷冻室应译为 Cryopreservation Room。

(4) 计划生育科　Birth Control Department
- 计划生育咨询室　Birth Control Consulting Room
- 计划生育门诊　Birth Control Clinic
- 计划生育检查室　Birth Control Examination Room
- 计划生育手术室　Birth Control Operating Room
- 计划生育宣教室　Birth Control Education Room
- 计划生育管理科　Birth Control Management Section

小贴士

"计划生育"是一个具有明显中国社会文化特色的词汇，前国家人口计生委将"计划生育"翻译成 family planning，有些医院也将"计划生育手术室"译为"Family Planning Operating Room"，这些均属于因为忽略了文化差异而造成的误译。国际上，Family Planning 是指以家庭为单位，由夫妇自主地决定生育子女的数量和生育间隔，政府或家庭计划生育机构提供指导和适当的辅助措施。这种计划生育是服务性质的，而不是强制性质的。相对来说，Family Planning 的概念较广，计划生育只是其中的一部分，我国的计划生育实际为"生育控制"（birth control）。

因此，"计划生育手术室"的正确译文应为 Birth Control Operating Room，其他相关"计划生育"标识语英译依此类推。

英国科学家弗朗西斯·高尔顿在 1883 年率先使用"eugenics"（优生学）一词，但在二战时期，Eugenics 被希特勒利用，作为发起战争的一个借口。Eugenics 与希特勒臭名昭著的种族灭绝联系在一起，在国际上引起反感。《朗文当代英语词典》（第 4 版）对该词的释义也说明了这一点：

eugenics n [u] the study of methods to improve the mental and physical abilities of the human race by choosing who should become parents —— used in order to show disapproval (Pearson Education Limited, 2004：533)。早在 1996 年，中央对外宣传办公室就已经明确指示不再使用"eugenics"。因此，妇幼保健机构涉及优生优育的标识时，应避免使用"Eugenic"，建议使用"Prenatal & Postnatal Care 或 Perinatal Healthcare"。若优生优育的机构很明确是履行计划生育职责的，则直接使用"Birth Control"。鉴于上述机构的功能，我们建议以上机构采用"Birth Control"一词的译法。

- 婚前保健管理科　Pre-marital Healthcare Section 或 Antemarital Healthcare Section
- 优生优育实验室　Prenatal & Postnatal Care Laboratory
- 节育咨询室　Contraception Consulting Room
- 药流分诊　Drug-Induced Abortion Reception
- 皮埋门诊　Sub epidermal Contraceptive Implant Clinic
- 妊娠试验　Pregnancy Test
- 人流室　Artificial Abortion Room 或 Induced Abortion Room
- 无痛人流室　Analgesic Artificial Abortion Room
- 药浴室　Medicated Bathroom

六、妇女保健科　Women Healthcare Department

- 妇女病防治科　Women's Diseases Prevention & Treatment
- 青春期保健科　Adolescent Healthcare Department
- 围产期保健科　Perinatal Healthcare Department
- 更年期保健科　Menopause Healthcare Department
- 更年期门诊　Menopause Clinic

七、儿科　Pediatrics Department 或 Pediatrics

小贴士

在美国，有时将"儿科"拼写为 Paediatrics。标识语中应用，二者均可，但在一个医疗机构里，建议统一一种拼写。同时，Pediatrics 已表达有学科的意思，常常将 Department 省略。

对儿科二级分科及相关功能科室的中英文标识命名方法，主要针对综合医院而言，若在儿童就诊区域或儿童医院内，标识语中的"儿科（Pediatrics）"或"小儿-（Pediatric-）"往往可以省略。没有成人会到儿童医院就诊的，也不会因为没有强调儿科而影响理解。

关于小儿外科的译法亦是如此。

- 小儿-传染病科　Pediatric-Infectious Diseases Department
- 小儿-消化科　Pediatric-Gastroenterology Department
- 小儿-呼吸科　Pediatric-Respiratory Department
- 小儿-心脏病科　Pediatric-Cardiology Department
- 小儿-内分泌科　Pediatric-Endocrinology Department
- 小儿-肾病科　Pediatric-Nephrology Department
- 小儿-血液病科　Pediatric-Hematology Department
- 小儿-神经科　Pediatric-Neurology Department
- 小儿-遗传病科　Pediatric-Genetics Department
- 小儿-免疫科　PediatricImmunology Department
- 小儿-眼科　Pediatric-Eye Department
- 小儿-预防注射　Pediatric-Vaccinations Department
- 小儿-免疫风湿科　Pediatric-Immunology & Rheumatology Department
- 小儿-血液肿瘤科　Pediatric-Hematology & Oncology Department
- 儿科-重症医学科　Pediatric-Intensive Care Unit 或 PICU
- 中医儿科　TCM Pediatrics
- 儿科门诊　Pediatric Clinic
- 儿科急诊　Pediatric Emergency
- 儿科观察室　Pediatric Observation Room
- 儿科抢救室　Pediatric Resuscitation Room
- 儿科预检室　Pediatric Triage Room
- 儿科诊疗室　Pediatric Treatment Room
- 儿科输液室　Pediatric Transfusion Room
- 儿科急诊药房　Pediatric Emergency Pharmacy
- 儿科专家门诊　Pediatric Specialist Clinic
- 儿科肠道门诊　Pediatric Intestinal Diseases Clinic
- 青少年门诊　Adolescent Health Clinic
- 小儿心肺功能室　Pediatric PFT
- 儿童气管镜室　Pediatric Bronchoscopy Room
- 儿科日间病房　Pediatric Day Ward

- 普儿病房　Children's Ward
- 婴儿浴室　Infant Bathroom
- 婴儿检查室　Infant Examination Room

小贴士

在标识语中涉及"婴儿的"多译为"Infant"（供婴幼儿使用），而不用"Baby"。某公示语译法标准中将"婴儿治疗室"译作"Baby Therapy Room"，易让人误解为将婴儿作为一种疗法，的确有点吓人！

- 新生儿科　Neonatology Department
- 新生儿门诊　Neonatal Clinic
- 新生儿病房　Neonatal Ward
- 新生儿外科　Neonatal Surgery
- 新生儿外科门诊　Neonatal Surgery Clinic
- 新生儿隔离门诊　Neonatal Isolation Clinic
- 新生儿随访门诊　Neonatal Follow-up Clinic
- 新生儿重症监护室　Neonatal Intensive Care Unit 或 NICU
- 新生儿抚触室　Neonatal Touching Room
- 新生儿水疗抚触　Neonatal Hydrotherapy & Massage

小贴士

新生儿科相关的标识语中，有些医院采用了"Newborn"，如新生儿重症监护室译作 Newborn ICU、新生儿抚触室译作 Newborn Touching Room。"Newborn"用于表达新生儿从理解上说应该没有什么障碍，但是作为医学词汇的"Neonatal"比"Newborn"更正式、更地道。事实上，英语母语国家医疗机构关于新生儿科标识语常用的也是"Neonatal"。

此外，有医院将"NICU 室"译作"NICU Room"，因为"NICU"中已包含有通用名称 Unit（区域），此处"Room"（室）则显多余。

八、小儿外科　Pediatric Surgery Department

- 小儿外科门诊　Pediatric Surgery Clinic
- 小儿外科病房　Pediatric Surgery Ward
- 小儿-普通外科　Pediatric-General Surgery Department
- 小儿-骨科　Pediatric-Orthopedic Department
- 小儿-骨科门诊　Pediatric-Orthopedic Clinic
- 小儿-骨科专家门诊　Pediatric-Orthopedic Specialist Clinic

- 小儿-骨科病房　Pediatric-Orthopedic Ward
- 小儿-骨科急诊　Pediatric-Orthopedic Emergency
- 小儿-泌尿外科　Pediatric-Urology Surgery Department
- 小儿-胸心外科　Pediatric-Thoracic & Cardiac Surgery Department
- 小儿-心脏科　Pediatric-Cardiology Department
- 小儿-神经外科　Pediatric-Neurosurgery Department

九、儿童保健科(儿童保健管理科)　Child Healthcare Department

- 早期育儿教育门诊(早教门诊)　Early Childhood Education Clinic
- 婴幼儿保健咨询　Infant Healthcare Consulting
- 婴幼儿营养保健中心　Infant Nutrition & Healthcare Center
- 儿童保健服务　Child Healthcare Services
- 儿童保健部　Child Healthcare Department
- 儿童营养科　Child Nutrition Department
- 儿科心理学　Pediatric Psychology
- 儿童心理卫生门诊　Child Psychological Heath Consulting Room
- 儿童心理测查室　Child Psychological Test Room
- 智力测查室　Intelligence Test Room
- 儿童生长发育科　Child Growth & Development Department
- 儿童体格生长门诊　Child Physical Growth Clinic
- 儿童意外伤害防治中心　Child Accidents Prevention & Treatment Center
- 儿童五官保健门诊　Child ENT Healthcare Clinic
- 儿童口腔保健门诊　Dental Care for Child
- 儿童康复门诊　Pediatric Rehabilitation Clinic
- 儿童娱乐室　Amusement Room for Children
- 儿童生长资料室　Data Room of Children Development
- 儿童体检室　Child Physical Examination Room
- 儿童性发育门诊　Child Sexual Development Clinic
- 感觉统合训练室　Sensory Integration Training Room

眼科
Ophthalmology
Department

十、眼科　Ophthalmology

或 Ophthalmology Department

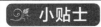

小贴士

关于"眼科"标识英译为"Ophthalmology"还是"Eye",曾有过争议。事实上，西方国家尤其是英国确实大量使用 Eye Hospital 这一说法，如著名的"奥比斯飞行眼科医院"英文名称也是 ORBIS Flying Eye Hospital。在美国，关于眼科的标识中大量使用"Eye"，如 National Eye Institute ［（美国）国立眼科研究所］、Wilmer Eye Institute（约翰·霍普金斯医院威尔码眼科研究所）。

因此，Eye Hospital 是完全可以接受的一个表达，应该是一个比较通俗的说法；而 ophthalmology 这个单词非常专业，无论是拼写、读音还是辨别都比较困难，或许这就是相关医院采用 Eye Hospital 的原因。因为既然英语国家和地区普遍认可，我们就没有理由否定它，这也完全符合英语文体的可接受性（acceptability）原则。

Ophthalmology 是一个纯医学专业的词汇，在学术研究范畴，ophthalmology 无疑是最佳选择。事实上，由于英语医学专业词汇有一大部分源自于外来语，如希腊语、拉丁语等，即便是以英语为母语的人士，也不一定很熟悉。在与普通大众生活息息相关的医疗机构标识语中，英美已显现淡化专业词汇的趋势，应引起国内学界的重视。

- 眼科门诊　Ophthalmology Clinic
- 眼科急诊　Ophthalmology Emergency
- 眼科门诊缝合室　Outpatient Suture Room
- 眼科手术室　Ophthalmic Operating Room
- 白内障门诊　Cataract Clinic
- 青光眼门诊　Glaucoma Clinic
- 角膜病门诊　Keratonosus Clinic
- 眼外伤门诊　Ocular Trauma Clinic 或 Eye Injury Clinic
- 斜视与弱视门诊（斜弱视门诊）　Strabismus & Amblyopia Clinic
- 弱视治疗　Amblyopia Treatment
- 眼整形科　Ocular Plastic Surgery
- 眼眶病与眼肿瘤科　Orbitopathy & Eye Oncology
- 小儿与遗传眼病专科　Pediatric Genetic Eye Disease
- 中医眼科　TCM Ophthalmology
- 青光眼检查室　Glaucoma Examination Room
- 视野室（视野检查室）　Perimetry Room
- 视野验光室　Perimetry & Optometry Room
- 光学相干断层扫描仪　Optical Coherence Tomography 或 OCT
- 荧光造影室（眼底荧光造影室）　Fluorescein Eyeground Angiography Room
- 准分子激光室　Photorefractive Keratectomy Room 或 PRK Room
- 眼激光室〈开展眼激光治疗的场所〉　Eye Laser Therapy Room
- 激光近视眼治疗中心　Laser Treatment Center for Myopia
- 视觉电生理检查室　Optical EPS Examination Room

- 眼底照相室　Fundus Photography Room
- 眼底激光室　Ocular Fundus Laser Room
- 超声波室（眼超声检查室）　Ultrasonography Room
- 眼 B 超室　Eye B-Ultrasound Room
- 眼科 A/B 超室检查室　Eye A/B-Ultrasound Room
- 眼动检查室　Eye Tracking Test Room
- 眼球运动实验室　Ocular Movement Lab
- 眼科暗室　Dark Room
- 眼科示教室　Ophthalmology Demonstration Room
- 眼库　Eye Bank
- 视力筛查室　Optical Screening Room
- 视听测检室　Audio-Visual Test Room
- 验光室　Optometry Room
- 视力检查表　Eye Chart
- 验光配镜　〈提供配镜的地方〉　Optician Service（Eye Exam）
- 配镜区　Glasses Fitting
- 取镜修理　Pick-Up & Repairs

十一、耳鼻咽喉科　ENT Department

- 耳鼻咽喉科门诊　ENT Clinic
- 耳鼻咽喉科急诊　ENT Emergency
- 耳鼻咽喉科专家门诊　ENT Specialist Clinic
- 耳鼻喉科治疗室　ENT Treatment Room
- 耳鼻喉科示教室　ENT Demonstration Room
- 耳鼻咽喉-头颈外科　ENT & HN Surgery Department
- 头颈肿瘤科　Head & Neck Oncology
- 头颈肿瘤专科门诊　Head & Neck Oncology Clinic

小贴士

　　耳鼻咽喉科（Otolaryngology）是研究耳鼻咽喉、气管食管以及与其相邻头颈部诸器官的解剖、生理、疾病发生发展规律及其诊断和防治的一门学科。医疗机构关于该科的标识可用"Otolaryngology"或"ENT"（Ear Nose Throat 的缩写），后者简洁明了、使用普遍。

　　近 20 多年来，由于临床各学科相互渗透和扩展，由耳鼻咽喉科医师开辟发展的神经耳鼻咽喉科（Neurotolaryngology）、颅底外科（Cranial Base Surgery）

及头颈外科（Head and Neck Surgery）迅猛发展，研究领域极大扩展。在世界范围内，耳鼻咽喉科已发展并更名为耳鼻咽喉-头颈外科（Otolaryngology-Head & Neck Surgery）。因此，不少医院的耳鼻咽喉增加上述标识，但也有将耳鼻咽喉-头颈外科译作"ENT & HN Surgery Department"亦无不可，只是"HN"的缩写并不普遍。

此外，一些医院还会针对耳鼻咽喉科的常见病、多发病设立专科或专病门诊，这些标识语一般在这些病名后加上通用名即可，常见的命名有：中耳炎（otitis media）、鼻炎（rhinitis）、鼻窦炎（sinusitis）、咽炎（pharyngitis）、扁桃体炎（tonsillitis）和耳聋（deafness）等。

- 耳病专科门诊　Ear Disease Clinic
- 耳聋耳鸣及晕眩门诊　Deafness, Tinnitus & Dizziness Clinic
- 助听器验配室　Hearing Aid Evaluation & Fitting Room
- 眩晕检查室　Vertigo Testing Room
- 语言训练室　Speech Training Room
- 听力与语言医学中心　Medical Center for Hearing & Speech
- 听力室　Hearing Assessment Room 或 Hearing Test Room

小贴士

听力检查（Hearing Test）的目的是了解听力损失的程度、性质及病变的部位，而利用现代电子技术记录因声音刺激而在听觉系统诱发的电位变化的方法称为电反应测听法（Electric Response Audiometry, ERA）。实施该项检测的地方即为听力室，是耳鼻喉科必要的检查听力的功能室，又称电测听室、听功能检测室、听功能检测室、耳鼻喉科电测听室，目前国内对该标识的英译至少有以下几种：Audiometry Room、Audiometric Room、Hearing Assessment Room、Hearing Test Room、Audiometric Screening Room、Pure Tone Audiometry Room。上述译法均能指示"听力室"，但是对比之下，制作标识时，笔者认为听力室译为"Hearing Assessment Room"或"Hearing Test Room"既达意又通俗易懂。

- 鼻变态反应门诊　Nasal Allergy Clinic
- 过敏性鼻炎专科门诊　Allergic Rhinitis Specialty Clinic
- 鼾症专科门诊　Snoring Specialist Clinic
- 咽喉气管食管外科　Throat & Tracheoesophageal Surgery Clinic
- 鼻内镜室　Nasal Endoscopy Room
- 鼻内镜外科　Nasal Endoscopic Surgery
- 嗓音专科门诊　Voice Specialist Clinic
- 嗓音外科　Phonosurgery

口腔科
Dentistry
Department

十二、口腔科　Dentistry Department

小贴士

简洁明了是标识语的重要属性之一。一些临床医技科室，有通用或通俗用法的，尽量减少使用专业术语，如之前讨论过的眼科（Eye Dept.）、耳鼻咽喉科（ENT Dept.）、中医科（TCM）等，"口腔科"也有类似情况。我国目前关于口腔科的英译，沿袭苏联的说法译作"Stomatology"。然而，许多患者甚至欧美人员均反映"Stomatological"（口腔的）一词太专业、不常用，令人费解。

李海清、刘华文等在《上海翻译》撰文《刍议我国"口腔医院"的名称英译》，提出由于口腔医学体系不同，为区别欧美牙科体系，我国的口腔医院普遍译为 Stomatological Hospital（图4-10）。许多英美主流词典对 stomatology 及其派生词均未收录，普通英语读者对这一词汇不熟悉，导致其对目前我国口腔医院英译认知度不高。在分析我国口腔医院与美国牙科诊所异同及 stomatology 与 dentistry 在词典释义重合度的基础上，提出我国"口腔医院"可灵活处理成"Dental and Oral Medical Hospital"等多种形式，"口腔科"可译成"Department of Oral Medicine and Dentistry"。类似的还有 Dental Care，Institute of Dental Services，Dental/Oral Health Center，Dental Office 等。

××大学口腔医院
××省口腔医院
Stomatological Hospital of ×× University

图 4-10

"口腔外科"的英译首选"Oral Surgery"的译法，亦不采用"Stomatology"。考虑到"Stomatology"在国内使用相当普遍，笔者依然保留这种用法，但在收录本书的类似标识译语中，倾向使用"Dentistry""Oral"等译法。

标识语因地制宜，只要能够满足指向的主要功能，越简洁明了越好。正如"口腔放射科"若是在口腔专科医院里，"口腔"则不必译出，类似的辅助功能科室，如口内诊室（Consulting Room）、口腔科 DR 摄片室（DR Room）、口腔科 X 射线室（X-Ray Room）、口腔急诊科（Emergency）、口腔科消毒室（Disinfection Room）等等。如果是在综合医院或其他专科医院，为了区别、强调是口腔科或牙科专用的辅助功能科室，一般要将"Dental"（牙科的）或"Oral"（口腔的）译出，如口腔科 X 射线室（Dental X-Ray Room）、口腔科消毒室（Oral Disinfection Room），至于选用哪个词作为定语，则根据标识语所传达的含义确定。

此外，口腔科二级分科的中文标识，建议尽量依据《卫生部关于修订口腔科二级科目的通知》（卫医政发〔2010〕55 号）的要求进行规范命名：

12. 口腔科

12.01 牙体牙髓病专业

12.02 牙周病专业

12.03 口腔黏膜病专业

12.04 儿童口腔专业

12.05 口腔颌面外科专业

12.06 口腔修复专业

12.07 口腔正畸专业

12.08 口腔种植专业

12.09 口腔麻醉专业

12.10 口腔颌面医学影像专业

12.11 口腔病理专业

12.12 预防口腔专业

12.13 其他

- 口腔内科　Oral Medicine Department
- 口腔外科　Oral Surgery Department
- 口腔综合科（综合牙科）　General Dentistry Department
- 口内诊室　Oral Medicine Consulting Room
- 口腔科门诊　Dental Clinic
- 口腔科专家门诊　Dental Specialist Clinic
- 牙科　Dentistry
- 牙科诊所　Dental Clinic
- 牙科诊室　Dental Consulting Room
- 牙体牙髓科　Cariology & Endodontology Department
- 牙髓科　Endodontics
- 牙髓科门诊　Endodontics Clinic
- 口腔黏膜科（牙周黏膜科）　Periodontology Department
- 口腔正畸科（正畸科）　Orthodontics Department
- 口腔正畸诊室　Orthodontics Clinic
- 口腔科正畸修复室　Orthodontic & Prosthetic Room
- 口腔科治疗修复室　Treatment & Prosthetic Room
- 口腔图像分析室　Dental Image Analysis Room

- 口腔硬组织检查室　Dental Hard Tissue Examination Room
- 口腔颌面外科（颌面外科）　Oral & Maxillofacial Surgery
- 老年口腔科　Geriatric Dentistry 或 Gerostomatology
- 老年口腔病研究室　Gerostomatology Lab
- 儿童口腔科　Pediatric Dentistry Department
- 儿童口腔科诊室　Pediatric Dentistry Clinic
- 口腔修复科　Prosthetic Dentistry 或 Prosthodontics Department
- 口腔修复诊室　Prosthodontics Clinic
- 颞颌关节疾病诊疗中心　TMJ (Temporomandibular Joints) Center
- 口腔种植科　Oral Implantology Department
- 口腔种植中心　Oral Implantology Center
- 种植诊室　Implanting Room
- 模型室　Model Room
- 铸造室　Casting Room
- 技工室　Technicians Room
- 口腔技工室（口腔科技工室）　Dental Technicians Room
- 牙片室　Dental Film Room
- 口腔手术室　Dental Operating Room
- 口腔放射科　Dental Radiology 或 Radiology
- 口腔颌面医学影像科　Oral & Maxillofacial Radiology Department
- 口腔病理科　Oral Pathology
- 口腔预防科（牙防科）　Preventive Dentistry Department
- 口腔健康宣教室　Oral Health Information Room
- 口腔研究所　Dental Research Institute
- 颞下颌关节紊乱及颌面疼痛中心　Center for TMD & Orofacial Pain
- 义齿加工中心　Denture Processing Center

皮肤科
Dermatology
Department

十三、皮肤科　Dermatology Department

- 皮肤病门诊　Dermatology Clinic 或 Skin Clinic
- 皮肤科专家门诊　Dermatology Specialist Clinic 或 Skin Specialist Clinic
- 皮肤科治疗室　Dermatology Treatment Room
- 变态反应诊室　Allergic Treatment Room
- 美容中心　Medical Cosmetics Center
- 激光治疗室　Laser Therapy Room
- 中医皮肤科　TCM Dermatology
- 中医皮肤科门诊　TCM Skin Clinic

- 性病科　STD Department
- 皮肤性病科　Dermatology & STD Dept.
- 性病咨询门诊　STD Consulting Clinic
- 艾滋病咨询门诊　HIV/AIDS Consulting Clinic
- 真菌室　Mycology Lab

十四、医疗美容科　Medical Cosmetology Department

- 医疗美容室　Medical Cosmetology Room
- 美容外科　Cosmetic Surgery
- 美容整形外科　Cosmetic & Plastic Surgery
- 再造整形外科　Plastic & Reconstructive Surgery
- 激光美容科　Laser Cosmetology
- 整形激光美容外科　Laser Cosmetic Surgery
- 美容咨询室　Cosmetic Consulting Room
- 美容治疗室　Cosmetic Treatment Room

十五、精神科　Psychiatry Department

- 精神科门诊　Psychiatry Clinic
- 重性精神病门诊　Severe Psychiatry Clinic
- 抑郁症门诊　Depression Clinic
- 药物依赖治疗中心　Drug Dependence Treatment Center
- 药物依赖门诊　Drug Dependence Clinic
- 戒毒治疗科 〈药物依赖治疗中心内设部门〉　Drug Rehabilitation Department
- 戒毒病房 〈药物依赖治疗中心内设部门〉　Drug Rehab Ward
- 戒酒病房 〈药物依赖治疗中心内设部门〉　Alcohol Ward

🌹 小贴士

　　根据原卫生部印发《医疗机构戒毒治疗科基本标准（试行）》和《戒毒医院基本标准（试行）》，戒毒医院（戒毒治疗科）是提供戒毒医疗服务（detoxification）的医疗机构，与精神病防治内开展的药物依赖戒断治疗相似但又有所不同。因此，为毒品成瘾者提供生理脱毒、心理矫治、适度劳动、身体康复和法律、道德教育等服务的部门，其标识选用"detoxification"一词。如：

　　戒毒医院　Detoxification Hospital

　　戒毒中心（强制戒毒所）　Detoxification Center

　　戒毒治疗科　Detoxification Department

　　戒毒病房　Detoxification Ward

- 精神康复科　Psychiatric Rehabilitation
- 精神卫生科　Mental Health Department
- 精神卫生中心　Mental Health Center
- 精神卫生咨询室　Mental Health Consulting Room
- 精神药理学实验室　Psychopharmacology Lab
- 抑郁症治疗中心　Depression Treatment Center
- 抑郁症诊室　Depression Consulting Room
- 临床心理科　Clinical Psychology
- 遗传心理科　Inherited Psychiatry Department
- 心理科　Psychology Department
- 心理咨询室　Psychological Consulting Room

小贴士

　　曾有医院将"心理卫生"诊室译为"Psychology Sanitation"（图 4-11）。此译文不妥。此处的心理卫生的内涵为"心理健康"或"心理咨询"，心理卫生诊室实为"心理咨询室"。"卫生"是健康（health）的概念，指的是"能防止疾病，有益于健康，合乎卫生情况"，而非与"肮脏"相对应的"卫生"含义。"sanitation"英文意思为"the design and practice of methods for solving basic public health problems such as drainage, sewage treatment, and waste removal"，主要指公共卫生设施的环境问题等，给人以"清理垃圾"的感觉，与此处标识所要表达的中文意思相差甚远。译者仅根据字面意思生搬硬套，是典型的因套用母语的表达而引起的语用失误，建议译为 Mental Health 或 Psychological Service。

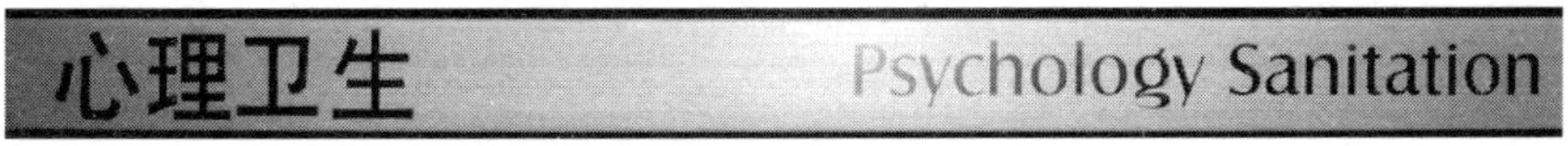

心理卫生　　　　Psychology Sanitation

图 4-11

- 心理测量室　Psychometry Room
- 心理测试室　Psychological Test Room
- 心理治疗室　Psychotherapy Room
- 心理咨询专家门诊　Psychological Counseling Specialist Clinic
- 青春期门诊　Adolescent Clinic
- 青春期教育室　Adolescent Education Room
- 青少年心理卫生科　Child & Adolescent Psychiatry Department
- 认知治疗室　Cognitive Therapy Room
- 家庭治疗室　Family Therapy Room

- 网瘾戒断室　Internet Addiction Withdrawal Room
- 团体心理辅导室　Group Psychological Counseling Room
- 技能训练室　Skill Training Room
- 职业技能室　Occupational Skills Training Room
- 沙盘治疗室　Sandtray Therapy Room 或 Sandplay Therapy Room

> ### 🌿 小贴士
>
> 　　有人将技能训练室译为 Technical Training Room。而心理技能（psychological skill）是通过练习形成的能影响个体心理过程和心理状态的心理操作系统，是一种与人类的生活、学习、工作、劳动、身心健康以及调节与提高人体身心潜能相关的，在人脑内部进行与形成的内隐技能。此技能非技工车间里的技能，因此采用"Skill Training Room"。

> ### 🌿 小贴士
>
> 　　沙盘治疗一般指沙盘游戏治疗，专业书上有时也用 Sandplay。Sandtray 侧重指沙盘这个物体（图 4-12），而 Sandplay 侧重指沙盘游戏的过程。因此，沙盘治疗室译为"Sandtray Therapy Room"或"Sandplay Therapy Room"皆可。
>
>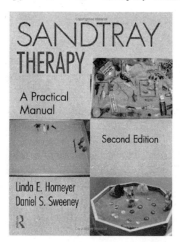
>
> 图 4-12

- 司法鉴定科　Judicial Expertise Department
- 精神病司法鉴定科　Judicial Appraisal Department
- 鉴定诊室〈倾向于司法鉴定咨询〉　Forensic Consulting Room

- 鉴定诊室　Forensic Identification Room
- 精神医学鉴定室　Psychiatric Medical Expertise Room
- 经颅磁刺激治疗室　TMS Treatment Room
- 多导睡眠检测室　PSG Test Room
- 生物反馈室　Biofeedback Room
- 无抽搐电痉挛治疗中心　Modified Electroconvulsive therapy Center 或 MECT
- 无抽治疗室（无抽搐电痉挛治疗室）　MECT Room
- 无抽诊室（无抽搐电痉挛治疗门诊）　MECT Consulting Room
- 无抽恢复室（无抽搐电痉挛治疗恢复室）　MECT Recovery Room

小贴士

电痉挛治疗（Electroconvulsive Therapy，ECT）技术是治疗精神疾病的物理治疗方法之一。它开辟了精神科治疗学领域的一项新纪元，作为精神科临床治疗手段已有 70 多年的历史，目前仍然是精神科治疗领域一项适应范围广、起效快、相对安全的治疗方法，可以说是唯一一项经受住了时间考验的物理治疗手段，同时是一项其他治疗无法替代的物理治疗手段。无抽搐电痉挛治疗（Modified Electroconvulsive Therapy，MECT）是利用短暂适量的电流刺激大脑，引起患者脑细胞同步放电，产生一次癫痫大发作，从而脑内的神经递质代谢也会产生相应改变，使精神症状减轻甚至消失，而达到治疗精神障碍的一种方法。在通电治疗前先作静脉麻醉并注射适量肌肉松弛药，因而无明显的四肢抽搐发作。由于引进了麻醉技术，治疗结束后患者不能回忆起治疗过程，在治疗中、治疗后均无痛苦，清醒后无恐惧感。相对于其他治疗手段，此项治疗的并发症明显降低，使得治疗全程充满了人文主义的关怀。

也有地方将该疗法功能科室作如下译法：

无抽治疗室　Non-convulsive ECT Therapy Room

无抽诊室　Non-convulsive Consulting Room

无抽恢复室　Non-convulsive Recovery Room

Non-convulsive 也是无抽搐（非惊厥）之意，但是从该专业术语（无抽搐电痉挛治疗）的角度来说，以上译法不能准确达意。

- 艺术治疗厅（艺疗厅）　Art Therapy Hall
- 娱疗厅　Recreation Therapy Hall
- 书画治疗室　Painting & Calligraphy Therapy Room
- 陶艺治疗室　Pottery Therapy Room
- 主动音乐治疗室　Active Music Therapy Room
- 电脑训练治疗室　Computer Training Therapy Room
- 体疗厅　Physical Therapy Hall

- 工疗厅　Work Therapy Hall
- 扎染治疗室　Tie-dying Therapy Room
- 舞蹈治疗室　Dancing Therapy Room
- 手工训练室　Handiwork Training Room
- 平衡障碍室　Balance Disorder Treatment Room
- 定量感觉室　QS Disorder Treatment Room

十六、 传染科（传染病科）
Infectious Disease Department

- 感染性疾病科　Infection Department
- 肠道门诊（肠道传染病门诊）　Enteric Infection Clinic
- 肠道传染病化验室　Enteric Infection Lab
- 肠道输液室　Enteric Infusion Room
- 肝炎科　Hepatitis Department
- 甲型肝炎门诊　Hepatitis A Clinic
- 乙型肝炎门诊　Hepatitis B Clinic
- HBV 携带者诊室　HBV Carrier Treatment Room
- 呼吸道传染病诊室　Respiratory Infection Clinic
- 发热门诊（发烧门诊）　Fever Clinic
- 发热筛查室　Fever Screening Clinic
- 麻疹门诊　Measles Clinic
- 水痘门诊　Chicken Pox Clinic
- 猩红热门诊　Scarlet Fever Clinic
- 腮腺炎门诊　Mumps Clinic

十七、结核病科　Tuberculosis Department

- 结核病门诊　Tuberculosis Clinic 或 TB Clinic
- 结核病研究所　Institute for Tuberculosis
- 结核病防治所　Institute for the Prevention & Treatment of Tuberculosis

十八、地方病科　Endemic Diseases Department

- 高原病科　Altitude Medicine 或 Altitude Illness Department
- 高原病研究所　Institute for Altitude Medicine

十九、肿瘤科　Oncology Department 或 Oncology

肿瘤科和内科、外科、妇产科和儿科一样，是临床医学的二级学科，分为肿瘤内科（internal medicine）、肿瘤放射治疗科（radiotherapy）和肿瘤外科（surgery）等。肿瘤内科主要从事各种良、恶性肿瘤的内科治疗；肿瘤放射治疗科主要从事肿瘤的放射线治疗；肿瘤外科提供以手术为主的综合治疗。

肿瘤专科医院的相关科室会根据不同部位再行细分，例如肿瘤内科里的胃肠肿瘤科、淋巴瘤肿瘤科；肿瘤外科有乳腺外科、头颈外科、胸外科、肿瘤妇科、腹部外科等。

小贴士

标识是否译出"肿瘤"要视环境而定。事实上，在肿瘤专科医院里，中文标识往往无需强调"肿瘤"或"癌"。

本书中主要收录的是与其他学科不同的标识语，如肿瘤放、化疗方面的标识。对一些关于肿瘤的二级、三级分科的标识，仍然模拟为综合医院里的标识而译之。

- 肿瘤科门诊　Oncology Clinic
- 肿瘤科病房　Oncology Ward
- 肿瘤科实验室　Oncology Lab
- 肿瘤内科　Medical Oncology
- 肿瘤内科门诊　Medical Oncology Clinic
- 肿瘤内科病房　Medical Oncology Ward
- 肿瘤外科　Surgical Oncology
- 肿瘤外科门诊　Surgical Oncology Clinic
- 肿瘤外科病房　Surgical Oncology Ward
- 乳腺肿瘤外科　Breast Surgical Oncology
- 泌尿肿瘤外科　Urology Surgical Oncology
- 头颈肿瘤外科　Head & Neck Surgical Oncology
- 胸部肿瘤外科　Chest Surgical Oncology
- 脑脊柱肿瘤外科　Brain & Spine Surgical Oncology
- 胃肠肿瘤外科　Gastrointestinal Surgical Oncology
- 结直肠肿瘤外科　Colorectal Surgical Oncology
- 胰腺肿瘤外科　Pancreas Surgical Oncology
- 骨软组织肉瘤外科　Soft Tissue Sarcoma Surgery
- 肿瘤化疗科　Chemotherapy Department
- 血液化疗科　Hematology & Chemotherapy Department
- 骨肿瘤门诊　Bone Tumor Clinic
- 妇科肿瘤科（肿瘤妇科）　Gynecological Oncology
- 妇科肿瘤门诊　Gynecological Oncology Clinic

- 放射治疗科 (肿瘤放疗科)　Radiotherapy Department
- 放射治疗中心　Radiotherapy Center
- 肿瘤放疗室　Radiotherapy Room
- 螺旋断层放射治疗室　Tomo Room
- X 射线立体定向放射治疗室　Cyberknife Room
- 模拟定位机操纵室　Simulated Positioner Control Room
- 模拟定位机治疗室　Simulated Positioner Treatment Room
- 体外治疗室　Extracorporeal Therapy Room
- 体外操纵室　Extracorporeal Control Room
- 后装治疗室 (妇科后装室)　After-loading Radiotherapy Room
- 后装清洗室　After-loading Radiotherapy Unit Washing Room
- 后装操纵室　After-loading Radiotherapy Unit Control Room
- 放疗估价处　Radiotherapy Registry
- 放疗计划室　Radiotherapy Planning Room
- CT 模拟机室　CT Simulator Room
- 磁感应治疗室　Magnetic Treatment Room
- 近距离治疗室　Brachytherapy Room
- 加速器治疗室　Accelerator Treatment Room
- 热疗室　Hyperthermia Room
- 癌症研究所　Cancer Research Institute
- 综合治疗科　Integrative Treatment Department

急诊
Emergency

二十、急诊医学科 (急诊科)
Emergency Medicine Department

小贴士

急诊标识在医疗机构里十分常见，在实际应用中要根据机构不同的功能定位而有所调整。在综合医院里，急诊部门往往位于相对独立的区域，并明显标识"Emergency"予以提示，患者及其家属进入该区域时，自然形成了急诊的概念，因此该区域内相关的服务窗口或支持科室，如挂号、建卡、收费、化验、药房、放射、超声、心电图等的标识语，英译时不必强调"急诊"。但在该区域外，需强调"急诊"指向，或要与其他区域的支持科室标识相区别时，需译出"Emergency"。本书列入的急诊相关标识语按强调"Emergency"处理。

除"Emergency"外，在英美国家若有如下标识的地方均为提供急诊服务的场所：Emergency Department (ED)，Accident & Emergency Department (A&E)，Emergency Room (ER)，Emergency Ward (EW)，Casualty Department。提供这些急诊服务的机构设在医疗机构或急救中心内。

　　此外，在英国医疗体系中，"急诊科"多标识为"Accident & Emergency"或"A&E"（图 4-13、图 4-14）；美国医疗体系倾向于使用"Emergency"（图 4-15）。目前，国内倾向于使用后者，但在个别医院，笔者也发现急诊科标识采用"A&E Department"。至于选用哪种译法，没有固定标准，不能一概而论。

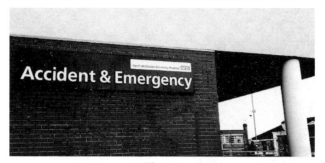

图 4-13

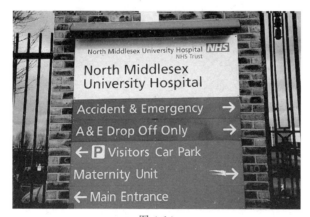

图 4-14

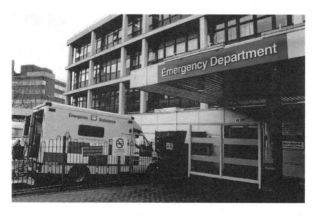

图 4-15

　　值得注意的是，英美医疗体系里经常看到标识语为"Walk-in Clinic"的场所(图 4-16、图 4-17)。Walk-in Clinic 顾名思义，就是直接走进去看病的诊所，言外之意就是不用事先预约的诊所。急诊、免费诊所或社区门诊都属于免预约门诊。免预约门诊仅提供便捷价廉的医疗服务，但其医疗水平、医疗质量往往不如专业医疗机构或大型医院。据统计，在美国大约有 11000 所免预约门诊，其中大约9000 所位于急诊机构内，因而不少人误将免预约门诊等同于急救机构，反之亦然。

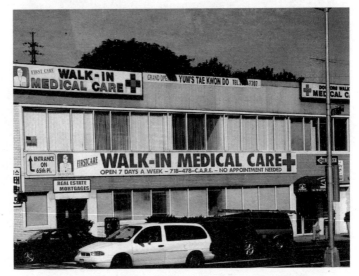

图 4-16

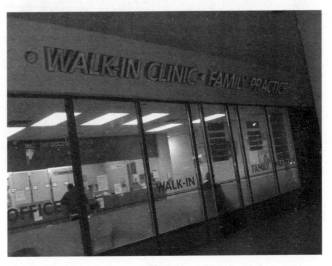

图 4-17

- 急诊 Emergency
- 急诊科 Emergency Department
- 急诊医学科 Emergency Medicine Department
- 救护车 Ambulance
- 救护车通道 Ambulance Access
- 救护车专用停靠处 Ambulance Only
- 急诊下客处 Emergency Drop off Only
- 分诊处 Triage
- 外科（急诊）分诊处 Surgery (Emergency) Triage

小贴士

急诊分诊是指快速对急诊病人进行分类以确定治疗或进一步处理优先次序的过程，分诊处一般设在急诊科的最外端，接近急诊科入口处。该功能区域的中文标识比较杂乱，常见的有分诊台、急诊分诊处、预检分诊处、导诊台等，统一译为"Triage"即可。

- 内科急诊 Medical Emergency
- 外科急诊 Surgical Emergency
- 妇产科急诊 Obstetrics & Gynecology Emergency
- 儿科急诊 Pediatric Emergency
- 神经内科急诊 Neurology Emergency
- 眼科急诊 Ophthalmology Emergency 或 Eye Emergency
- 耳鼻咽喉科急诊 ENT Emergency
- 口腔科急诊 Stomatology Emergency
- 手外科急诊 Hand Surgery Emergency
- 烧伤急诊 Burn Emergency
- 皮肤科急诊 Skin Emergency
- 急诊创伤诊室 Trauma Room
- 外科处置室 Surgery Treatment Room
- 清创缝合室 Suture Room
- 急诊介入科 Emergency Intervention Department
- 小儿骨科急诊 Pediatric Bone Emergency
- 急诊收费 Cashier
- 急诊药房 Emergency Pharmacy
- 急诊治疗室 Emergency Treatment Room
- 急诊处置室 Emergency Disposal Room

- 急诊抢救室　Emergency Rescue Room
- 急诊输液室　Emergency Transfusion Room
- 急诊化验室（急诊检验室）　Emergency Laboratory 或 Lab
- 急诊 B 超室　Emergency B-Ultrasound Room
- 急诊 X 射线检查室　Emergency X-Ray Room
- 急诊观察室（急诊留观室）　Observation Room 或 Observation Unit
- 急诊重症监护室　EICU

小贴士

国外亦有将急诊监护室译为"Acute Care Unit"（ACU）。

- 急诊手术室　Emergency Operating Room

小贴士

笔者采集的标识语样本中，某急救中心"急诊手术室"译作"Emergency Operating Theatre"。

有学者认为，"Theatre"指剧场，和"Operating"连用，有"观看手术的地方"之意，手术室应译为"Operating Room"。

那么英语国家里是否使用 Operating Theatre 来表示手术室呢？位于伦敦塔古老的圣托马斯教堂顶层的英国最古老的手术室，现已成为英国的著名旅游景点之一，其标识即为 Old Operating Theatre（图 4-18）。格伦迪宁（Eric H. Glendinning）、霍华德（Ron. Howard）主编的《剑桥医学英语》一书，涵盖 60 个主题单元，第 41 个主题涉及外科治疗，手术室章名为"The operating theatre"。

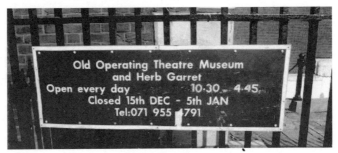

图 4-18

手术室一词的英译可以有多种，常用的有 operating theatre, operating room, operating suite, operation theatre 或 operation suite；这些表述都用来表达医院内在无菌环境下进行外科手术的地方。而在历史上，"operating theatre"用来指非无菌条件下，在分层剧院或是圆形露天剧场里，医学生或是旁观者可以观看外科医生进行外科手术的地方（图 4-19）。

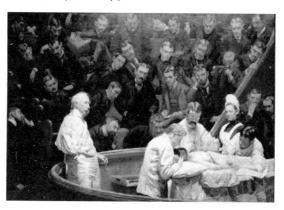

图 4-19

美式英语和英式英语虽同出一源，但在以后的发展中受到的影响不同就产生了拼写、语调、词汇上的不同，常有不同的单词表示同一事物或概念，"Operating Theatre""Operating Room"即属此类，前者在英式英语中多见，后者我们更熟悉而已。类似的情况见表 4-1。

表 4-1　个别同源美式英语和英式英语用语

项目	美式英语	英式英语
急诊室	emergency ward	casualty department
药房	drugstore/pharmacy	chemist′s/pharmacy
皮下注射	shot/injection	injection/jab

此外，有学者撰文认为"急诊手术室"（Operating Room for Emergency）可简化为"Emergency Room"。二者内涵并不相同，此举值得商榷。

● 急救中心　First Aid Center
● 急救分中心　First Aid Branch
● 急救站　First Aid Station

小贴士

院前急救医学内涵宽泛，由于其技术上存在不同层次和大相径庭的内涵与市场需求，仅英语的文字表达在全球就不尽相同，如 prehospital、emergency (care)、first-aid、emergency medical service、ambulance service。在国内，也存在不同侧重的名称使用和含义表达，如院外急救、救援医学、灾害医学、现场救援、应急救援、应急医学等。

　　某三级医院将急诊抢救室的英文标牌写成 first-aid。first-aid 直译是首次救援，其内涵是在院前急救中由目击者徒手进行的心肺复苏，同时呼叫他人和向急救机构电话报警，直到数分钟内救护车的到来并安全转送，和院内形成接力式的连续救治。所以，first-aid 应在事故的现场如大街、田野、灾害突发地点进行。若在急诊室做 first-aid（现场救治）则使外国人误解国内没有急救网络，产生中国急救体系落后的错觉。

- 急救医学研究所　Emergency Medicine Research Institute
- 紧急医疗救援中心　Emergency Medical Rescue Center
- 紧急医疗救援指挥中心　Emergency Medical Rescue Command Center
- 紧急医疗救援指挥调度中心　Emergency Medical Rescue Dispatch Center
- 现场抢救区　Onsite Rescue Zone
- 现场抢救组　Onsite Rescue Team
- 供应保障区　Supplies Zone
- 供应保障组　Supplies Team
- 急救网络管理科　Emergency Network Management Department
- 急救医疗培训中心　Emergency Medical Training Center
- 急救医疗服务　Emergency Medical Services
- 医疗急救电话 120　Medical Emergency No. 120

康复医学科
Rehabilitation
Department

二十一、康复医学科
Rehabilitation (Therapy)Department

- 物理治疗室（理疗室）　Physiotherapy Room
- 作业疗法室（作业治疗室）　Occupational Therapy Room
- 言语治疗室　Speech Therapy Room
- 针灸室　Acupuncture & Moxibustion Room
- 按摩室　Massage Room
- 理疗科　Physiotherapy Department
- 光疗室　Phototherapy Room
- 电疗室　Electrotherapy Room
- 声疗室　Sound Therapy Room
- 磁疗室　Magnetotherapy Room
- 蜡疗室　Wax Therapy Room
- 水疗室　Hydrotherapy Room
- 语言训练室　Speech Training Room
- 矫形器制作室　Orthotic Device Workshop
- 药氧治疗室　Herbal-Oxygen Treatment Room

- 肌兴奋治疗室　Muscle Stimulating Treatment Room
- 评估室　Evaluation Room 或 Assessment Room
- 感觉统合训练室　Sensory Integration Training Room
- 智力测查室　Intelligence Test Room
- 语言训练室　Speech Training Room
- 康复中心办公室　Office of Rehabilitation Center
- 高频治疗室　High-frequency Therapy Room
- 中低频治疗室　Medium-low Frequency Therapy Room
- 推拿牵引室　Traction & Massage Room
- 操作治疗区　Operation & Treatment Area

二十二、运动医学科　Sports Medicine Department

- 运动医学科门诊　Sports Medicine Clinic
- 运动医学科专家门诊　Sports Medicine Specialist Clinic
- 运动医学科病房　Sports Medicine Ward

二十三、职业病科　Occupational Diseases Department❶

- 职业卫生科　Occupational Health Department
- 职业卫生所　Institute for Occupational Health
- 职业病咨询门诊　Occupational Disease Consulting Room
- 职业病诊断鉴定委员会　Committee for Occupational Diseases Diagnosis & Identification
- 职业病防治院　Institute for Occupational Diseases Prevention & Treatment
- 劳动卫生职业病防治研究中心　Research Center for Labor Health & Occupational Diseases
- 粉尘实验室　Dust Lab
- 噪声实验室　Noise Lab
- 振动实验室　Vibration Lab
- 工效学实验室　Ergonomics Lab
- 放射卫生防护所　Institute for Radiation Protection
- 个人防护效果评价室　Personal Health Protection Assessment Lab
- 放射源　Radioactive Source

---

❶　职业病科的二级科目还包括职业中毒、肺尘埃沉着病（尘肺）、放射病、物理因素损伤、职业健康监护等专业，一般只供职业病防治机构使用，本科目下收集的多是职业病防治机构中使用的特有标识，其他的如门诊、药房、收费等标识语英译参照综合医院。

二十四、临终关怀科　Hospice Care Department

小贴士

中国传统文化相对忌讳"死亡"，"临终"一词又与"死亡"关联，国内有时也将"临终关怀"译为"舒缓医学""善终医学""宁养医疗""宁养服务""姑息医学（疗）""姑息照护""临终照护"等，临终关怀机构大都采用"宁养院""关怀医院""温馨病房"等名称。2017年国家卫生和计划生育委员会正式印发《安宁疗护中心基本标准（试行）》，"安宁疗护"可望取代"临床关怀"这一名称。

上述中文名称译成英文存在4种情况：Hospice、Hospice Care、Palliative Care、Palliative Medicine。

"Hospice"来自法语，起源于拉丁语的"Hospes"，后来派生出"Hospitium"，原意是指在欧洲中世纪时一些向贫困的老人、孤儿、旅行者、流浪汉提供住所和食物等的修道院及寺庙，现在既指临终关怀服务，也指提供此类服务的医疗机构。因此，用作独立临终关怀机构的名称时，一般译作"Hospice"。而强调临终关怀这种特殊性质"护理、照护（Care）"服务时，英文中一般采用"Hospice Care"。若强调医学专业中的单独学科，应用较多的则是"Palliative Medicine"。目前，世界卫生组织（WHO）使用"palliative care"指代临终关怀。

此外，涉及临终关怀的英文术语使用较多的还有"end of life care"和"terminal care"等，前者强调患者的生存处于生命中的临终阶段，后者强调的是病情发展的晚期阶段。出于人文关怀的角度，有些学者更倾向于使用更加委婉的"Palliative Medicine"或"palliative care"。

- 宁养院（安宁疗护中心）　Hospice
- 临终关怀病房　Palliative Care Ward
- 临终关怀服务　Palliative Care Service
- 临终关怀协会　Association for Palliative Care
- 社会工作者　Social Worker
- 社工室　Social Worker Center
- 义工站　Volunteer Station
- 日间住院　Day Care
- 夜间陪护　Night Caregiver
- 临时陪护　Temporary Caregiver

二十五、特种医学与军事医学科
Special & Military Medicine Department

- 特种医学科　Special Medicine Department

- 军事医学科　Military Medicine Department
- 航天医学科　Space Medicine Department
- 航空医学科　Aerospace Medicine Department
　　　　　　　或 Aviation Medicine Department
- 航海医学科　Nautical Medicine Department
- 潜水医学科　Underwater Medicine Department
- 防御医学　Defensive Medicine Department
- 野战外科　Field Surgery

二十六、麻醉科　Anesthesiology Department

🌿 小贴士　🌿 小贴士

　　麻醉科也可译作 Anesthesia Department。《深圳市公共场所双语标志英文翻译规则及实施指南》中关于麻醉准备室、麻醉器械库房译文中用了"Anaesthesia"与"Anesthesia"两种拼写，实际应用时建议同一家机构统一采用一种拼写。

- 麻醉恢复室　Anesthesia Recovery Room
　　　　　　　或 Postanesthetic Care Unit
- 麻醉准备室　Anesthesia Preparation Room
- 麻醉器械库房　Anesthesia Equipment Room
- 手术室　Operating Room

🌿 小贴士

　　由于中文表达的习惯，中国医院手术室还存在急诊手术室、门诊手术室、住院部手术室、门诊小手术室以及各专科手术室等多种标识。翻译此类标识时，除了语法上的考究外，还要根据标识所处的位置及其功能灵活进行对等翻译，顺从读者的文化习惯和接受能力，做到简洁、易懂、功能对等，以达到交际的目的。如，作为楼层索引或外围指向牌翻译时，门诊手术室要译为"Outpatient Operating Room"。若手术室标识牌已位于门诊楼内，则只需翻译为"Operating Room"，"outpatient"的英文无须译出，即足以达到标识导向的功能。以此类推，表达急诊(Emergency)、住院部 (Inpatient)、各专科手术室门口的标识，只需翻译成"Operating Room"，删繁就简，无须一一对照翻译。

　　国内许多大型综合医院均拥有多个功能不同的手术室，且分布在院内急诊、门诊、住院以及各专科，有时亦可用编号的方式进行区分，如第 1 手术室（Operating Room 1）、第 2 手术室（Operating Room 2）等更有利于识别、引导。至于各手术室承担的手术类别，属于医院内部的分工，无须向来访者明示。

- 急诊手术室　Emergency Operating Room
- 门诊手术室　Outpatient Operating Room
- 住院手术室　Inpatient Operating Room
- 外科手术室　Surgical Operating Room
- 眼科手术室　Ophthalmic Operating Room
- 口腔手术室　Oral Operating Room
- 牙科手术室　Dental Operating Room
- 计划生育手术室　Birth Control Operating Room
- 第一手术室　Operating Room 1
- 第二手术室　Operating Room 2
- 手术恢复室　Postoperative Recovery Room

小贴士

　　手术恢复室，常又称为复苏室、术后恢复室、麻醉恢复室，是指在手术室内或病区内设置的专为接纳手术结束麻醉状态尚未清醒、降温后体温尚未恢复或呼吸、血压尚不稳定的病人的复苏房间，英文标识为"Recovery Room"，需要强调时可分别加上"Anesthesia"（麻醉）、"Postoperative"（术后）。有时也将复苏室译为 Post Operation Room 缩写为 POR，不影响理解。

- 刷手间　Scrub Room
- 污物间　Contaminated Materials Chamber
- 敷料间　Dressing Room
- 限制区　Restricted Area
- 非限制区　Nonrestricted Area
- 洁净区　Clean Area
- 污染区　Contaminated Area
- 半污染区　Semi-Contaminated Area
- 手术室家属等候区　Waiting Area
- 日间手术病房　Day Surgery Ward

二十七、疼痛科　Pain Management Department

- 疼痛门诊（镇痛门诊、止痛门诊）　Pain Clinic

二十八、重症医学科（重症监护病房）Intensive Care Unit 或 ICU

- 内科重症监护病房　Medical Intensive Care Unit 或 MICU
- 外科重症监护病房　Surgical Intensive Care Unit 或 SICU

- 呼吸重症监护病房　Respiratory Intensive Care Unit 或 RICU
- 心血管外科重症监护病房　Cardiovascular Surgery ICU
- 急诊重症监护室　Emergency ICU 或 EICU
- 新生儿科重症监护病房　Neonatal Intensive Care Unit 或 NICU
- 儿科重症监护病房　Pediatric Intensive Care Unit 或 PICU
- 心内科重症监护病房　Coronary Care Unit 或 CCU

小贴士

心内科重症监护病房的中文标识亦有标为"冠心病重症监护病房"的。

根据《卫生部关于在〈医疗机构诊疗科目名录〉中增加"重症医学科"诊疗科目的通知》，二级以上综合医院原已设置的综合重症加强治疗科（病房、室）（ICU）应重新申请"重症医学科"诊疗科目登记，并更改原科室名称为重症医学科。目前设置在专科医院和综合医院相关科室内的与本科重症患者治疗有关的病房，如内或外科重症加强治疗科（内科或外科ICU）、心血管重症监护病房（CCU）、儿科重症监护病房（PICU）等可以保留，中文名称统一为××科重症监护病房（室）。亦有医院标识为重症医学1科、2科等，收治病人上根据功能定位各有侧重。

由于"ICU"的名称已较为普及，上述区域的中文标识时往往直接采用英文缩略语。

检验科
Clinical Laboratory
Department

二十九、医学检验科　Clinical Lab Department

小贴士

医学检验科俗称临床化验科、化验科、检验科等，其译文中"Laboratory"亦常缩写为"Lab"，在标识语中"Clinical Lab Department"中的"Department"与"Lab"有意义重复，一般可省略。也有将检验科译作"Laboratory Examination Dept."，但不如"Clinical Lab"简洁明了。

标识就像接力棒一样，设置在所有可能引起行走路线偏差的地方，引导着人们到达目标地。医疗机构标识功能的特点在于引导患者找到目标诊室或检验检查科室。因此，诊断相关科室（如检验科、超声科、医学影像科等）的标识可与医院检查申请单、报告单联系起来，这样有利于发挥标识体系的连续性，使整个标识系统衔接起来。在具体翻译时，要注意标识语与申请、报告单上书面语的区别，某些省略的元素在单据上要补齐。

医技科室（或称诊断相关科室）里有许多以仪器设备名称或治疗技术命名的，如心电图室、超声室、CT室、MRI室、DSA室、穴位敷贴治疗室、全自动免疫生化分析仪室（Dimension Biochemical Analyzer Room），按"仪器名＋科（室）""功能＋科（室）""器官名＋科（室）"等格式翻译即可。有些以英文简写命名的，直接标示英文。

- 抽血 (抽血处) Blood Taking 或 Blood Sampling
- 采血室 (抽血室、静脉采血处) Blood Collection Room 或 Blood Taking Room
- 静脉采血处 Venous Blood Sampling
- 普通取血处 Routine Blood Sampling
- 隔离取血室 Isolated Blood Sampling Room
- 放标本处 Specimen Section 或 Specimens
- 标本登记处 Specimen Registration
- 标本接收处 Specimen Collection
- 取检查、检验结果处 Test Reports
- 取报告处 Lab Reports Collection
- 检查、化验等候区 Lab Test Waiting Area
- 门诊检验科 (室/区) Out-Patient Laboratory 或 Out-Patient Lab
- 病房检验科 Ward Lab
- 急诊检验科 Emergency Lab
- 血常规 Blood Routine Test
- 验尿 Urinalysis
- 尿常规 Urine Routine Test
- 粪常规 Stool Routine Test
- 指血常规 Routine Test of Finger Blood
- 指血生化 Finger Blood Biochemical Test
- 前处理室 Pretreatment Lab
- 样本处理室 Specimen Lab
- 血常规化验室 Blood Routine Test Lab
- 体液常规化验室 Routine Test Lab of Body Fluid
- 临床生化室 Clinical Biochemical Lab
- 生化实验室 Biochemical Lab
- 电泳室 Electrophoresis Lab
- 血液室 Blood Lab
- 血气分析室 (血气室) Blood Gas Analysis Lab
- 遗传试验室 Genetics Lab
- 生殖遗传室 Genesiology & Genetics Lab
- 免疫学实验室 Immunology Lab
- 免疫学研究所 Research Institute of Immunology
- 细胞学实验室 (细胞室) Cytology Lab
- 细胞实验室 Cell Lab
- 细菌室 Bacteriology Lab
- 病毒室 Virology Lab
- PCR 室 PCR Room
- 血培养室 Blood Culture Room

- 预检筛查室　Pre-examination Screening Lab
- 治疗药物浓度监测室　Therapeutic Drugs Concentration Test Lab
- 微量元素检测室　Trace Elements Detection Room
- 高效液相色谱室　HPLC Lab
- 分子生物学实验室　Molecular Biology Lab
- 艾滋病实验室　AIDS Lab
- 临床生化室　Clinical Biochemistry Lab
- 临床血液体液室　Clinical Hematology Lab
- 临床免疫室　Clinical Immunology Lab
- 临床微生物室　Clinical Microbiology Lab
- 微量元素检测室　Trace Elements Detection Room
- P2 实验室　P2 Lab
- 洁净实验室　Clean Operating Lab
- 模拟现场实验室　Simulated Field Test Lab
- 超净实验室　Superclean Lab
- 遗传诊断中心　Genetic Diagnosis Centre
- 细胞遗传室　Cytogenetics Lab
- 分子遗传室　Molecular Genetics Lab
- 生化遗传室　Biochemical Genetics Lab
- 动物房　Animal House
- SPF 动物实验室　SPF Animal Lab
- 普通级动物室　Ordinary Animal Lab
- 分光光度室　Spectrophotometre Room
- 天平室　Balance Room
- 显微镜室　Microscopy Room
- 离心机室　Centrifuging Room
- 生物安全　Bio-Safety
- 生物安全操作柜　Biological Safety Cabinet
- 输血科　Blood Transfusion Department
- 采血室　Blood Drawing Room
- 发血室　Blood Pickup Room
- 配血室　Blood Matching Room
- 血库　Blood Bank

小贴士

　　血库是医院的一个职能部门，负责查实病人的血型，保存血液样本及血液制品，为输血病人配血等。简而言之，血库是血液样本及血液制品贮藏的场所。曾有译者将"Blood Banks"译为"血液银行"，令人感到无法理解。事实上，"Bank"一词，除了有"银行、河岸"这一为人普遍熟悉的意思外，还有"贮藏所，库存"的意思。除了"血库"（blood bank）外，还有精子库（sperm bank）、器官库（organ bank）等相关用法。

- 血液中心　Blood Center
- 献血办公室　Blood Donation Office
- 血液管理办公室　Blood Management Office
- 红十字会　Red Cross Society
- 采供血中心　Blood Collection & Supply Center
- 临床输血中心　Clinical Blood Transfusion Center

病理科
Pathology
Department

三十、病理科　Pathology Department

- 病理诊断室　Pathological Diagnosis Room
- 病理会诊室　Pathology Consultation Room
- 免疫病理室　Immune-Pathological Lab
- 免疫组化室　Immune-Histochemical Lab
- 病理技术室　Pathological Technical Room
- 常规制片室　Routine Section Room
- 特殊染色室　Special Staining Room
- 组织化学染色室　Histochemical Staining Room
- 冰冻切片室　Frozen Section Room
- 病理取材室　Specimen Collection Room

小贴士

取材室是病理科一个重要的窗口，有的医院中文标识为"标本取材室"。一些大型的病理科还设有接收外院送检标本的"外检取材室"，英译上有一定的困难，可考虑用"Specimen Collection Room（1）""Specimen Collection Room（2）"等的形式予以标明，而在送检或预约时说明送哪个窗口受理。

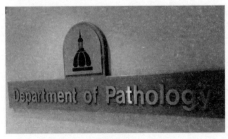

图 4-20

　　需要说明的是，美国医疗机构内的病理科并不是国内传统意义上的病理科，美国的病理科分为 Anatomical Pathology（AP）和 Clinical Pathology（CP），前者功能、服务项目如国内的病理科，后者更多的是负责临床检验科和血库等。若标识为"Pathology"，其功能多涵盖国内的病理科、检验科、输血科等，如约翰·霍普金斯医院的病理科（图 4-20）。

- 解剖室　Autopsy Room

- 分子病理室　Molecular Pathology Lab
- 病理活检室　Pathological Biopsy Room
- 病理实验室　Pathology Lab
- 病理教研室　Pathological Staff Room

医学影像科
Medical Imaging
Department

三十一、医学影像科　Medical Imaging Department

小贴士

　　1895 年德国物理学家威廉·康拉德·伦琴发现 X 射线（一般称 X 光），从此开启了医学影像崭新的一页。20 世纪五六十年代超声和放射性核素相继应用于临床。1972 年 CT 的开发和应用，使医学成像技术进入了以体层成像和电子计算机图像重建为基础的新阶段。70 年代中末期和 80 年代中期，超声体层、放射性核素体层、磁共振（MR）体层成像逐步兴起，应用于临床。应用多成像技术的影像诊断学和介入放射学共同构成了诊断和治疗兼备的现代医学影像学。

　　医学影像发展至今，除了 X 射线以外，还有其他的成像技术，并发展出多种的影像技术应用。当今，X-CT、MR、核医学成像（PET、SPECT）及超声、内镜等技术已成为现代医学影像家族的五大成员。由此，医学影像科往往进一步分科为诸如放射科（包括普通放射、CT、MRI）、超声科、核医学科、内镜室等多个部门，各部门下又根据不同的影像设备与技术组建了不同的功能室，而医学影像科的标识往往与这些设备、技术相关联。

　　常用的医学影像技术英文：

　　X 射线，如血管造影（Angiography）、心血管造影（Cardiac angiography）、电子计算机断层扫描（CT, Computerized tomography）、牙科摄影（Dental radiography）、荧光透视镜（Fluoroscopy）、乳房摄影术（Mammography）、X 光片（Radiography）。

　　伽马摄影（Gamma camera）、正子发射断层扫描（PET, Positron emission tomography）、单一光子发射断层扫描（SPECT, Single photon emission computed tomography）、磁共振成像（MRI, Magnetic resonance imaging）。

　　医学超声检查（Medical ultrasonography）。

　　内视镜（内镜）（Endoscopy）。

　　荧光血管显影术（Fluorescein angiography）、显微镜（Microscope）、光声成像技术（Photoacoustic imaging）、热影像技术（Thermography）等。

　　荧光显微镜（Fluorescence photomicroscopy）。

放射科
Radiology
Department

1. 放射科　Radiology Department

- 放射医学研究所　Research Institute of Radiation Medicine

- X 射线诊断室　X-Ray Diagnostic Room
- 透视室　Fluoroscopy Room
- 胸透室　Chest X-Ray Room
- 数字胃肠造影室　Digital GI Examination Room
- 拍片室（摄片室）　X-Ray Room
- DR 摄片室　DR Room
- CR 摄片室　CR Room
- 计算机控制 X 射线显影　Computed radiography 或 CR

小贴士

　　X-Ray（X-Radiation）、CR（Computed Radiography）、DR（Digital Radiography）以及 MR、CT、DSA 都是疾病医学影像诊断的方法。由于术语都比较"高大上"，非专业人士难以记忆，而此类检查十分普及，其简称深入人心，因而标识制作时大多直接采用了英文的缩写形式，即"英文缩写（如 DR）＋通用名称（如 Room）"，反而中文译名被人渐渐淡忘了。

　　CR（计算机 X 射线摄影）、DR（数字化 X 射线摄影）和 X 射线诊断同 CT 一样都是通过 X 射线来完成图像的。不同的是，CR 和 DR 比普通的 X 射线机器在图像的获取上更先进，CR 是可反复读取的成像板（IP 板），而 DR 更高级些，则是通过平板探测器直接将数字化信息传到影像工作站。然而，他们在诊断范围上并没有太明显的不同。

　　值得注意的是，CR 中的 C 是指 "Computed"，不少地方及英译标准中却误写为 "Computer"。此外，Computerized 与 Computed 二者意思并不相同。Computerized 指计算机化的、电脑化的、用计算机处理的，该词强调系统的计算机化；Computed 指估算的、计算的，强调数据的处理。二者的侧重点不同，似乎前者更适合于表达 CR 中的 "C"，但惯用了后者，似乎也约定俗成了。

- 皮试　Skin Test
- 碘过敏试验　Iodine Allergy Test
- 洗片室　Film Developing Room
- 暗室　Dark Room
- 放射科片库　Radiology Film Storage Room
- 放射科写片室　Radiology Diagnostic Room
- 放射科阅片室　Radiology Film Analyzing Room

小贴士

　　医学影像科多建立有集体阅片制度。每日上午由科主任或高级职称医师主持集体阅片，解决疑难、重要病例的诊断或讲授有教学意义的 CR、CT、MR、DSA 及 X 射线特殊检查的分析方法。影像科全科医师（包括进修、实习医师）参加。

由当日阅片、特检、介入医生充分准备、选定需要讨论的影像资料片。讨论时，首先报告病史及其临床资料，发表个人意见，提出讨论目的和难点，然后由参与医生允分发表意见，最后由高级医师（或责任医师）指导性讲授并做出诊断。阅片后，提出阅片的医生拟出诊断报告，交主持阅片医生或审片医生审签后发出。

开展集体阅片的场所标识为"阅片室"，也称为"看片室""读片室""写片室"。目前英译一般有"Film Reading Room""Film Analyzing Room""Diagnostic Room"几种。前面两种英译基本表达出了该场所的功能，"Diagnostic Room"（诊断室）这种译法似乎范围较广，所有科室的诊断室均可使用该译法。综上所述，笔者建议使用"Film Reading Room""Film Analyzing Room"作为"阅片室"的标识英译。随着影像医学信息化建设，传统的胶片已被数字化影像所替代，影像科医生多是对着计算机屏幕上的图片进行分析、诊断，"Film"可不必译出。

- 神经组阅片室　Neuroradiology Analyzing Room
- 胸组阅片室　Chest Radiology Analyzing Room
- 腹组阅片室　Abdominal Radiology Analyzing Room
- 骨组阅片室　Skeletal Radiology Analyzing Room
- 循环组阅片室　Cardiovascular Radiology Analyzing Room
- 乳腺钼靶室（乳腺拍片室）　Mammography Room
- 肾盂检查室　Nephropyelography Room
- CT 室（CT 检查室、CT 扫描室、CT 摄片室）　CT Room
- 多排 CT　Multi-detector CT
- 螺旋 CT 扫描室　Spiral CT Scan Room
- 多层螺旋 CT　Multi-slice CT
- 双源 CT 室　Dual Source CT Room 或 DSCT Room
- CT 控制室　CT Control Room
- CT 阅片室　CT Analyzing Room
- CT 血管造影　Computed Tomographic Angiography 或 CTA
- 磁共振室　Magnetic Resonance Image Room 或 MRI Room
- 高场 MRI　High-Field MRI
- 磁共振血管造影　Magnetic Resonance Angiography 或 MRA
- 血管造影室　Angiography Room
- 数字减影血管造影　Digital Subtraction Angiography 或 DSA
- 导管室　Catheter Room
- 介入放射室　Interventional Radiography Room

2. 核医学科　Nuclear Medicine Department

小贴士

核医学是一种利用标记有放射性核素的药物诊断和治疗疾病的科学，其发展的历程最早可追溯到一百多年前放射性核素的发现，正是因为有了核素，才有了后来的核医学。因此，核医学科过去也称为同位素室（Isotope Lab）、同位素检测室（Isotope Detection Lab）。

- SPECT 机房　SPECT Room
- ECT 室　ECT Room
- 正电子发射计算机断层显像　Positron Emission Tomography 或 PET
- PET 室　PET Room
- PET-CT 中心　PET-CT Center
- 正电子发射型磁共振成像中心　PET-MR Center
- 放免实验室　Radioimmunoassay Lab

小贴士

放免是放射免疫分析法的简称，Radioimmunoassay 可缩写为 RIA。

- 碘-131 病房　I-131 Ward
- 放射性药物实验室　Radiopharmaceutical Lab
- 放射性治疗实验室　Radionuclide Therapy Lab
- 骨密度测量室（骨密度室）　Bone Density Measurement Room 或 Bone Density Room

小贴士

"Bone Density" 或 "Bone mineral Density (BMD)，是指骨骼组织中骨矿物质的含量。骨密度测量在临床上经常作为评估骨质疏松和骨折风险的间接指标。它是通过骨密度仪（Densitometry）进行测量，通常在医院或诊所的影像放射科或核医学科内检查。骨密度室又称为骨密度测量室、骨密度检查室等，实际运用中有 "Bone Density Room" "Bone Density Test Room" "Bone Density Measurement Room" 等多种译法。有学者认为 "骨密度" 英文标识语中若缺失 "Mineral"（矿物质），易使人误解为该项检测的是单位面积内有多少骨骼，建议译为 "Bone Mineral Density Room"。但本书采纳的译法已为业界所接受，不会造成误解。

超声诊断室
Ultrasonography
Department

3. 超声诊断科　Ultrasonography Department

小贴士

1942 年，Dussik 首次报道超声（Ultrasound, US）装置。70 多年来，超声医学发展极为迅速，不仅已成为临床诊断疾病的常规方法之一，同时也为现代治疗开辟了一条新的途径。目前除常规的 M 型曲线、二维超声、频谱与彩色多普勒、声学造影已广泛应用之外，经食管超声、三维超声与血管内超声等也得到了推广。近年来发展的腔内超声诊断有经食管、阴道、尿道、腹腔镜及血管内超声图像诊断。由于腔内诊断使用的超声探头直接靠近病变部位，从而避免了常用超声成像中人体表组织引起的超声衰减。

由于许多影像医学常用的专业术语已深入人心，对于这些标识语一般可以直接使用英文缩写，不再注明英文全称。

然而，就是 B 超室这样非常用的标识，笔者在实际考察中，却发现不少令人啼笑皆非的错误（图 4-21、图 4-22）。

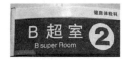

急诊 B 超室
Emergency B Supermarket

图 4-21 　　　　　　　　　　图 4-22

- B 超　B-Ultrasound
- B 型超声　B-mode Ultrasound
- A 型超声　A-mode Ultrasound
- AB 型超声　AB-mode Ultrasound
- M 型超声　M-mode Ultrasound
- 彩超室（彩超）　Color Ultrasound Room
- 血管超声室　Vascular Ultrasonography Room
- 血管内超声　Intra Vascular Ultrasound 或 IVUS
- 周围血管超声室　Peripheral Vascular Ultrasonography Room
- 阴道超声室（阴超室）　Transvaginal Ultrasonography Room
- 腹部超声室（腹部 B 超）　Abdominal Ultrasonography Room
- 介入超声室　Interventional Ultrasonography Room
- 超声胃镜检查室　EUS Exam Room
- 超声 CT　Ultrasonic Computerized Tomography
- 超声医学研究所　Institute of Ultrasound in Medicine
- 心脏超声室　Echocardiography Room
- 经胸超声心动图　Transthoracic Echocardiography 或 TTE
- 经食管超声心动图　Transesophageal echocardiography 或 TEE
- 经颅多普勒室　TCD Room

小贴士

彩超，又称彩色多普勒超声，超声仪（Ultrasound）是依据"多普勒效应（Doppler effect）"的原理则设计的。多普勒效应是为纪念奥地利物理学家及数学家克里斯琴·约翰·多普勒（Christian Johann Doppler）而命名的，他于 1842 年首先提出了这一理论。以前用语习惯中，常用多普勒（Doppler）来表示超声仪。因此，经颅多普勒（TCD）对应英文"Trans Cranial Doppler"即可，某公共场所标识英译标准将 TCD 译为"Trans Cranial Doppler Ultrasonography"，Ultrasonography 似有重复多余之嫌。当然，随着超声检查越来越普及，在超声相关的中英文标识中已很少再强调"多普勒"了。

药房
Pharmacy

三十二、药学部　Pharmacy

原卫生部、国家中医药管理局、原总后勤部卫生部关于印发《医疗机构药事管理规定》的通知（卫医政发〔2011〕11 号）规定，三级医院设置药学部，并可根据实际情况设置二级科室；二级医院设置药剂科；其他医疗机构设置药房。

- 药剂科（药学部）　Pharmacy Department
- 药械科　Drug & Equipment Section
- 药房　Pharmacy

小贴士

英、美、澳等英语作为母语的国家语言中，至少有五种都可以用来标识药房（药剂科、药学部）：①Department of Pharmacy；②Dispensary；③Dispensing Room；④Pharmacy；⑤Chemist′s Shop。其中，英国惯用 chemist′s shop，美国惯用 Pharmacy。从标识语语用、简洁等原则出发，结合国内潮流而言，更趋于统一用 Pharmacy 标识药房。

此外，在美国还有一类"Drugstore"，并非单纯的"药房"，除售药以外，还兼售各种日用品及食物、饮料等。Drugstore 汉译成"药房"并没有错，因为它毕竟是以卖药为主的。但是，中文"药房"英译时，最好用 Pharmacy 或 Chemist′s Shop。

从词义比较来看，Pharmacy 或 Chemist′s Shop 多指街上的药房，Dispensary 侧重指设在医院或诊所里的药房，考虑到国内外医疗机构在药房设置上的差异，国内医生开具处方后既有在院内药房配药，也有在院外药店配药的情况，笔者建议"药房"标识统一英译"Pharmacy"。当然，选译"Dispensary"也无可非议，只是一家医院里选用其中一个译法即可。

图 4-23 为某三甲医院取药窗口的标识，作为标识语而言，"The Pharmacy"中的定冠词"The"是多余的。

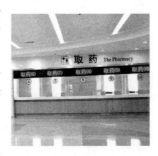

图 4-23

- 西药房　Pharmacy
- 中药房　TCM Pharmacy
- 中成药房　Chinese Patent Medicine Pharmacy

- 门诊药房　Outpatient Pharmacy
- 中心药房 (病区药房、住院药房)　Inpatient Pharmacy
- 综合药房　Integrated Pharmacy
- 急诊药房　Emergency Pharmacy
- 特诊药房　Special Clinic Pharmacy
- 特需药房　VIP Pharmacy
- 儿科药房　Pediatric Pharmacy
- 静脉药物配置中心　Pharmacy Intravenous Admixture Service 或 PIVAS
- 便民药房　Pharmacy

小贴士

　　无论便民药房，还是惠民药房，都是国内医院应对医改、控制药占比，提供便捷、多元化药学服务的措施之一，其实质就是药房，译为"Pharmacy"即可，无须译为"Convenient People Pharmacy"。

- 取药处　Pharmacy
- 用药咨询 (便民服务台)　Medication Counseling 或 Medication Enquiry
- 药物咨询室　Drug Consultation
- 生产日期：2002 年 3 月 25 日　MAN: 25032002
- 失效期：2002 年 3 月 25 日　EXP: 25032002
- 24 小时药房服务　24-hour Pharmacy
- 摆药室　Drug Dispensing Room
- 药库 (西药库)　Drug Storage
- 危险药品库　High-alert Medication Storage
- 酒精库　Alcohol Storage
- 中药库　TCM Drug Storage
- 中药制剂室　TCM Preparation Room
- 中药代煎室　TCM Decoction Room
- 中药研究室　TCM Research Office
- 制剂室　Drug Preparation Room
- 灭菌制剂室　Sterile Preparation Room
- 生化制剂室　Biochemical Drug Preparation Room
- 药品质量控制室　Drug Quality Control Room
- 药检室　Drug Control Room
- 药物检验所　Institute for Drug Control
- 临床药学室　Clinical Pharmacology Lab
- 药学信息室　Pharmacy Information Room

● 临床药师办公室　Clinical Pharmacist Office
● 药品采购部　Drug Procurement Department
● 药品临床研究基地　Base for Drug Clinical Trial

🌿 小贴士

《化学药品和治疗用生物制品说明书规范细则》规定"警示语"是对药品不良反应及其潜在的安全性问题的警告。日常药事管理中，也常运用警示语来提醒用药人群注意用药安全，以下是笔者收集的部分药学警示语：

祝你早日康复。Hope you get well soon.

不要让孩子接触药品。Away from children.

请仔细阅读说明书,特别是注意事项和不良反应。Please read the instructions for this medicine, especially the caution and side effects sections.

请遵医嘱用药。Please take the medicine in conformity with doctor's advice.

注意,请参阅使用说明。Attention, See Instructions for Use.

如果包装已经破损,则不得使用。Do not use if package is damaged.

请按说明用药。Please take the medicine according to the instructions.

药品过期后不能再使用。The medicine shall not be used after the indicated expiration date.

药品应存放在阴凉、避光并不超过20℃的地方,防潮。Store below 20℃ and protect from freezing and light.

● 药品不能用牛奶、茶、果汁、饮料送服。Medicine can not be taken with milk, tea, juice, drinks.

三十三、健康体检　Health Check-up

🌿 小贴士

目前，关于"健康体检"的英译除了上述外，还有"Physical Examination""Health Evaluation"以及"Medical check-up""Medical examination"（《奥运体育项目名词》第一版，2008）等几种译法，从语用与语义上来看，这几种译法都是可以的。但考虑根据原卫生部关于印发《健康体检管理暂行规定》的通知（卫医政发〔2009〕77号），健康体检是指通过医学手段和方法对受检者进行身体检查，了解受检者健康状况、早期发现疾病线索和健康隐患的诊疗行为。相比之下，笔者认为"Health check-up"更接近这个定义，而其他三者更强调"体格检查""健康评估"或"医学检测"等。

● 体检科（体检部）　Physical Examination Department

- 出国体检部　Physical Examination Center for Immigrants
- 儿童体检室　Child Physical Examination Room
- 健康体检大厅　Physical Examination Hall
- 男体检室　Physical Examination Room（Men）
- 女体检室　Physical Examination Room（Women）
- 预约（现场预约）　Appointment
- 网络预约　Online Appointment
- 电话预约　Telephone　Appointment
- 办理就诊卡　Card Application
- 取号　Ticket Taking
- 等候叫号　Please wait for your Number
- 收费　Cashier
- 登记　Registration
- 照相　Photo Room
- 体检　Check-up
- 疫苗接种　Vaccine Room
- 取报告　Report Collection
- 取报告须知　Notice for Report Collection
- 内科　General Internal Medicine
- 外科　General Surgery
- 妇科　Gynecology
- 耳鼻喉科　ENT
- 眼科　Ophthalmology
- 口腔科　Stomatology
- 主检室　General Check-up
- 放射科　Radiology
- 超声室　Ultrasound
- 心电图室　ECG
- 电测听室　Hearing Assessment Room
- 肺功能室　Pulmonary Function Test Room
- 视力室　Vision Test Room
- 标本采集处　Specimen Collection Room
- 放标本处　Specimens Storeroom
- 检验科　Clinical Lab
- 心理咨询室　Psychological Consultation
- 理学检查　Physical Examination
- 体格检查　Medical Examination
- 视力检查　Visual Examination
- 量血压处　Blood Pressure Measurement

- 身高体重腰围测量　Physical & Waist Measurement
- B 超检查　B Ultrasonography
- 胸透室　Chest X-Ray Room
- 胃镜检查　Gastroscopy Examination
- 档案室（病案室）　Medical Records Room

> **小贴士**
>
> 　　体检中心的档案室重点保存的是患者的体检健康资料，故采取上述译法，有时普通的"资料档案室"亦可译为"Archives""Record Room"或"Filing Registry"。

当心感染
Caution, infection

三十四、院感管理　Hospital-acquired Infection Control

- 院感科　Hospital-acquired Infection Control Department
- 医用废弃物　Biohazard Waste
- 医疗废物　Medical Waste
- 可回收　Recyclable
- 不可回收　Non-Recyclable
- 废纸　Waste Paper
- 塑料　Plastics
- 垃圾箱（废物箱）　Trash Can 或 Dustbin
- 有害垃圾　Hazardous Waste
- 大件垃圾　Bulky Waste
- 可燃垃圾　Combustible Waste
- 可堆肥垃圾　Compostable Waste
- 其他垃圾　Other Waste
- 生活垃圾暂存处　Temporary Storage for Household Waste

三十五、干部保健（老年医学）　Department for Health Care of Senior Officials

> **小贴士**
>
> 　　中国社会制度及文化特点深深影响着国内医院文化，从而产生了一些有中国特色的内设机构，干部保健机构即属于此类。20 世纪 60 年代初，党和国家为了加强对老红军、老干部、高级知识分子保健和医疗上的照顾，建立了干部保健制度，在卫生行政部门设立干部保健管理办公室，将一些医院指定为干部保健定点医院，并在这些医院设置干部门诊、干部病房、干部保健科等。

"干部门诊""干部特诊""干部病房""干部药房""干部餐厅""干部专用电梯"等干部系列标识是中国医院中独有标识。由于中西文化的显著差异、汉英两种语言的差异以及医疗保健体制的不同，干部保健部门、机构和称谓的翻译经常找不到对等词，甚至完全不对等，出现空缺现象，当前可以看到的几乎都译为"Cadre＋部门"或"VIP"。外国人看到这个"Cadre"，并不是很了解，因为在西方国家，特别是美国没有"干部"这一概念，"Cadre"一词与我们中国人所理解的"干部"意义相距甚远。有时用的是"高干""老干部"等字眼，其与"干部"内涵一致，但也与"VIP"有本质区别。为了正确翻译出这种标识，笔者认为以下两个方案可供参考：

方案一：不妨将其译成两行，上一行为方位功能标识，如"Clinic/Ward/Pharmacy/Dietary"，下一行用小一些字号注明"Senior Clerk/Official Only"即可。

方案二：用序列号区分干部保健部门，如用"一内科 Internal Medicine 1st Division""二内科 Internal Medicine 2nd Division"，这样在标识上避免出现明显的特权意识。

也有医院将"老干部门诊"译为 Old Cadre Clinic，笔者认为不妥。外国人对被称为 Old 并不感到愉快。"老朋友"乃亲密或多年至交之意，应译为 intimate friend 或 close relationship friend，而不用 old friend。老干部门诊既面向老同志，也面向高知和一定级别的干部。有的医院将干部门诊译为 Geriatrics，也有译成 Special Appointment Clinic，后者较好。对于省部级以上的保健门诊可以用 Senior officer's Clinic。

● 干部保健处　Department for Health Care of Senior Officials
● 干部保健办公室　Office for Health Care of Senior Officials
● 干部门诊　Clinic for Senior Officials
● 外宾门诊　Clinic for Foreigners
● 华侨医疗中心　Medical Center for Overseas Chinese
● 华侨病房　Ward for Overseas Chinese
● 高干病房　Ward for Senior Officials
● 老年医学科　Geriatrics Department
● 老年内分泌科　Geriatric Endocrinology Department
● 老年心血管科　Geriatric Cardiology Department
● 老年呼吸科　Geriatric Respiratory Department
● 老年消化科　Geriatric Gastroenterology Department
● 老年神经内科　Geriatric Neurology Department
● 老年肾科　Geriatric Nephrology Department
● 老年血液科　Geriatric Hematology Department

三十六、其他标识　Others

● 推床等候区　Patients' Holding Area

> **小贴士**
>
> "推床等候区"起初被译为"Waiting Area for Stretcher",从其意义上来讲,该译文英语受示人的感觉则是:
>
> Why can't stretchers be put in other public area, and why do they have to wait?
>
> 事实上,经核实后,"推床等候区"是指病人在手术前必须躺在推床上,由医护人员推至该区排队等候手术。概念清晰之后再进行英译则简单得多。通过查阅英国手术室通则所述"Patients' holding area to accommodate stretcher patients waiting for surgery."由此得知该公示语对应的英译为"Patients' Holding Area"。

● 家庭病床服务区　Home-based Medical Service Center

> **小贴士**
>
> 在翻译标识语时,对不明白的概念需做实地调查,确切地了解标识语中所示信息的概念所指,就其确实所指在英语中找出与其意义对等的标识语表达方式。某知名三甲医院将"家庭病床服务区"翻译为"Reception to Family Beds",这就是字字对译、死译。译文着实与原意南辕北辙。从该院官网介绍获悉,"家庭病床服务区"是社会医疗服务的一部分,为在病人家中建立病床进行的保健服务。"家庭式教育"的地道表达方法为"home-based education"或"home-based instruction",由此可联想到以家庭为地点而进行医疗服务应是"home-based medical service",而在英语国家中专门有一个联盟叫做"Home-based Care Alliance"。因此可以确定"家庭病床服务区"的对应英语标识语应为"Home-based Medical Service Center"。

● 营养室　Nutrition Room
● 临床营养科　Clinical Nutrition Department
● 高压氧科　Hyperbaric Oxygen Department 或 HBO
● 供应室　Central Supply Room
● 消毒供应中心　Central Sterile Services Department 或 CSSD
● 出生证　Birth Certificates
● 死亡证　Death Certificates
● 许可证　Permit 或 Licence

中医科
TCM
Department

第一节　中医科　TCM Department

"TCM"是中医科英文标识 Traditional Chinese Medicine 的缩写，"TCM"已有表达学科的意思，实际应用中"Department"常省略。

中医有着独特的完全不同于西医的理论体系，在漫长的发展过程中经由历代医家不断补充和修改，是一门非常复杂的学科。在中医体系里，一个术语多种叫法、术语与俗称混用、同一内涵有多个名称（术语）普遍存在，遑论术语的英译了。

规范中医相关的中英文标识，首先要规范中文命名。国家中医药管理局在2008年发布《关于规范中医医院与临床科室名称的通知》（国中医药发〔2008〕12号），有关规定摘录如下：

（一）中医医院命名应符合《医疗机构管理条例》及其实施细则的相关规定。

1. 中医医院名称由通用名和识别名组成。

2. 通用名一般应在"医院"前加注"中医"等字样。如识别名中含有"中医"等字样，或举办单位是中医药院校、中医药研究机构，或含有中医专属名词的，通用名前可不再加注"中医"等字样。例如，"××医院"是"××中医药大学"的附属医院，"××医院"即可用"医院"作为其通用名称。

3. 识别名一般由两部分组成：第一部分体现地域或举办人，内容可包含行政区划名称（或地名）、举办单位名称（或规范简称）、举办人姓名、与设置人有关联的其他名词；第二部分体现医院具体性质，内容为中医学专业（学科、专科）名称、诊疗科目名称、诊疗技术名称，或中医专属名词。识别名中，第二部分可以省略，如"××省××市中医医院"。识别名中如含有第二部分，应符合中医药理论和专科专病命名原则，如"××省××市整骨医院"，原则上不得采用西医专属名词。

（二）中医医院临床科室名称应体现中医特点，首选中医专业名词命名。临床科室名称应规范，采用疾病名称或证候名称作为科室名称时，应按照《中医病证分类与代码》（TCD）和相关规范命名。

（三）临床科室命名可采用以下方式：

1. 以《医疗机构诊疗科目名录》中中医专业命名，如内科、外科、妇产科、儿科、皮肤科、眼科、耳鼻咽喉科、口腔科、肿瘤科、骨伤科、肛肠科、老年病科、针灸科、推拿科、康复科、急诊科、预防保健科等。

临床专业科室名称不受《医疗机构诊疗科目名录》限制，可使用习惯名称和跨学科科室名称等。

2. 以中医脏腑名称命名，如心病科、肝病科、脾胃病科、肺病科、肾病科、脑病科等。

3. 以疾病、症状名称命名，如中风病科、哮喘病科、糖尿病科、血液病科、风湿病科、烧伤科、疮疡科、创伤科、咳嗽科等。

4. 以民族医学名称命名，如藏医学科、蒙医学科、维吾尔医学科、傣医学科、壮医学科、朝医学科、彝医学科、瑶医学科、苗医学科等。

5. 门诊治疗室原则上应以治疗技术或仪器设备功能命名，如导引治疗室、穴位敷贴治疗室等。

中医医院名称的译法详见机构名称章节，这里不再重复。本章节关于中医术语译法主要参考世界卫生组织（WHO）亚太西区2007年所颁布的《传统医学名词术语国际标准》和世界中医药学会联合会所主持制定的《中医基本名词术语中英对照国际标准》。

临床科室名称的译法这里模拟译在中医医院的环境，因此不再突出强调"中医（TCM）"，相应这些标识语如在西医医院或中西医结合医院，则要根据具体语境要求，注意加上"中医（TCM）"的含义，以示区别。

一、以《医疗机构诊疗科目名录》中中医专业命名

- 中医内科　Traditional Chinese Internal Medicine Department
- 中医外科　TCM Surgery

小贴士

因为"surgery"总是和"operation"联系在一起。因此，"中医外科"也常常译为"Chinese External Medicine"。考虑到中医趋向于现代化，中医外科也日益接受了一些现代手术，因此本书倾向于选用"TCM Surgery"的译法。

- 中医妇科　TCM Gynecology
- 中医妇产科　TCM Obstetrics & Gynecology
- 中医儿科　TCM Pediatrics
- 中医皮肤科　TCM Dermatology
- 中医眼科　TCM Eye Department
- 中医耳鼻咽喉科　TCM ENT Department
- 中医口腔科　TCM Dentistry
- 中医肿瘤科　TCM Oncology
- 中医骨伤科　TCM Orthopedics & Traumatology

小贴士

中医骨伤学译作"TCM Orthopedics & Traumatology"，并无疑义，但总嫌啰嗦。有西方学者将之译为"Bone Damage"，与眼科（Eye）、耳鼻喉科（ENT）通俗化译法颇为相似，既直白，又富有关联性，有越来越普遍化的趋势。

- 中医肛肠科　TCM Anorectum Treatment Department
- 中医理疗科　TCM Physiotherapy
- 针灸科　Acupuncture & Moxibustion Department

> ### 小贴士
>
> 针灸是针法和灸法的总称。有些医院将"针灸科"标识为"Acupuncture"，仅表达了"针"，缺失了"灸"（Moxibustion）的含义。由于这一英译显得冗长，不利于口头交流和书面表达，也不符合标识语的简洁原则，可按词素造词法缩写为"acumoxa"（acu指acupuncture，意为"针"，moxa意为"艾"）。《简明汉英中医词典》以及世界卫生组织颁布的《传统医学名词术语国际标准》接受这一缩写形式。

- 中医康复科　TCM Rehabilitation
- 中医推拿科　TCM Tuina Department

> ### 小贴士
>
> 推拿俗称按摩，以前多译作 massage。英文单词"massage"，既是名词又是动词，均指按摩、推拿和揉捏的意思。在港台地区，喜欢根据音译直接将"massage"称为"马杀鸡"，使人凭空产生无限联想，更遑论体现中医推拿的专业与特色了。因此，国内译者尝试采用音译法将"推拿"译为 tuina，以消除不必要的误解。这一做法逐步为海内外所接受，并被世界卫生组织颁布的《传统医学名词术语国际标准》所吸收。

- 中医急诊科　TCM Emergency
- 中医老年医学科　TCM Geriatrics
- 中医养生学　Regimen of Traditional Chinese Medicine》

二、以中医脏腑名称命名

"脏腑"是中医基本理论中的一个重要方面，其基本概念和用语为中医名词术语的核心内容，反映着中医翻译的基本问题。然而，正是这种独特性，导致中医基本理论的名词术语在英语中很多找不到完全对应的词语，特别是有许多与西医学共同的用语，字面相同，内涵却常有很大差异，这增加了英译的困难。就中医脏腑名称而言，国内学术界也是"百家争鸣"，仁者见仁，智者见智。图5-1为中医脏腑术语体系图。

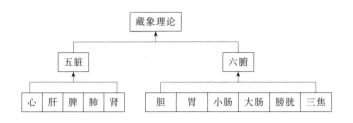

图 5-1 脏腑术语体系

本书采用海内外医界学人所普遍接受且约定俗成的译法，即借用西医对应词来翻译与之含义相同或相近的五脏六腑概念，即"心"译成 heart，"肝"译成 liver，"脾"译成 spleen，"肺"译成 lung，"肾"译成 kidney，"胆"译成 gall-bladder，"胃"译成 stomach，"脑"译成 brain，等等。而不直接采用西医诊疗科目中的心血管内科、消化内科、肾内科等用法，以示区别。

- 心病科　Heart Diseases Department
- 肝病科　Liver Diseases Department
- 脾胃病科　Spleen & Stomach Diseases Department
- 肝胆病科　Liver-Gallbladder Diseases Department
- 肺病科　Lung Diseases Department
- 肾病科　Kidney Diseases Department
- 脑病科　Brain Diseases Department

三、以疾病、症状名称命名

目前在翻译中医疾病名称时，常见的方法是直译（如"温病"译作 Warm Disease 等），对一些在西医上有相应说法的疾病名称，则采用比照西医的做法（如将"感冒"译作 Common Cold 等），对一些中医特有且不宜翻译的疾病名称，则采用音译（如将"痹症"译作 Bi Syndrome 等）。实际运用中，直译和比照西医的做法使用得比较普遍，音译之法则很少使用。

在中医医院，以疾病、症状名称命名的科室多为专病、专科门诊，本书在例举此类标识时，以"Clinic"作为通用名。

- 中风病科　Wind Stroke Clinic

> **小贴士**
>
> 对"中风"的翻译，时下采用 apoplexy 的也很多。但从保持中医用语体系的原质性角度来说，wind stroke 无疑是最为可取的。

● 哮喘病科　Wheezing & Dyspnea Clinic

小贴士

　　中医的"哮喘"实际上是哮证和喘证的合称，哮证为 asthma，喘证为 dyspnea。《汉英中医辞典》将"哮喘"译作 asthma and dyspnea。这里采用 WHO 的译法，将"哮"译作 wheezing。

● 糖尿病科（消渴病专科）　Diabetes Mellitus Clinic

● 血液病科　Hematopathy Clinic

● 风湿病科　Wind-Damp Syndrome Clinic

● 烧伤科　Burn Clinic

● 疮疡科　Sore & Ulcer Clinic

● 创伤科　Trauma Clinic

● 咳嗽科　Cough Clinic

● 伤寒科　Cold Damage Clinic

小贴士

　　中医的"伤寒"与西医的"伤寒"名虽同，但实际所指却大相径庭。西医学上的"伤寒"（typhoid），是指因伤寒杆菌而引起的急性肠道传染病；而中医上的"伤寒"往往有三层含义：一是多种外感热病的总称；二是感受寒气而引发的病症；三是冬季受寒。因此，中医上的"伤寒"不可译作 typhoid。以前中医的"伤寒"多译作 seasonal febrile disease（即季节性温热病），因其在形式上与中文的"伤寒"相去甚远，故已逐步为更简洁的译法 cold damage 或 cold attack 而取代。

四、临床专业科室名称

● 中医咳嗽门诊　TCM Cough Clinic

● 中医胃炎门诊　TCM Gastritis Clinic

● 中医心脑血管病门诊　TCM Cardio-cerebral Vascular Disease Clinic

● 中医神经疼痛门诊　TCM Nerve Pain Clinic

● 中医妇科门诊　TCM Gynecology Clinic

● 中医不孕不育门诊　TCM Infertility Clinic

● 中医消化门诊　TCM Gastroenterology Clinic

● 中医皮肤门诊　TCM Skin Clinic

● 中医乳肝门诊　TCM Infant Hepatitis Syndrome Clinic

● 中医紫癜门诊　TCM Purple Tinea Clinic

● 中医气管炎门诊　TCM Tracheitis Clinic

- 中医多动症门诊　TCM Minimal Brain Dysfunction Clinic
- 中医眼科　TCM Eye Clinic
- 中医正骨科　TCM Bone-setting Clinic
- 中医骨病治疗科　TCM Orthopedics Treatment

> **小贴士**
>
> 　　这里的翻译是针对综合医院里设置中医专业而言，或单独设置的中医相关专业学科。若是在中医医院内，因为在"中医院"这样的大语境下，中文名称中多没有"中医"二字，只标识为"内科""外科""妇科"等，如无特殊要求则无需强调"TCM"，只需参考前述的综合医院的诊疗科目翻译即可。

五、门诊诊室及治疗室

- 中医门诊　TCM Clinic
- 中医专家门诊　TCM Specialist Clinic
- 中医特级专家门诊　TCM Senior Specialist Clinic
- 中医候诊室　TCM Waiting Room
- 导引治疗室　Daoyin Therapy Room

> **小贴士**
>
> 　　"导引"是古代的一种健身方法，以肢体运动、呼吸运动和自我按摩相结合为主要运动方式。"导引"也有译作 conduction exercise，或 breathing exercise，或 physical and breathing exercise，但意思也不是非常明确。目前多采用音译法将其译作 daoyin，这也比较符合"语言国情学"的基本原理。

- 穴位敷贴治疗室　Acupoint Plastering Therapy Room
- 捏背室　Spinal Pinching Room
- 骨按科　Bone Massage Room
- 痹症科　Bi Syndrome Room
- 功能训练室　Functional Training Room
- 药浴室　Medicated Bathroom
- 中药熏蒸室　TCM Fumigation Chamber
- 草药房　Medicinal Herb

> **小贴士**
>
> 　　"中药"常被译作 Chinese herbs。但中药由三部分构成：植物药、动物药和矿物药。而 herb 仅表达了植物药这一层含义，并不能包括动物药和矿物药。从这

个意义上讲，将"中药"译作 Chinese Medicine 也许更合适一些。当然，如果"中药"作为一门学问而言，则应译作 Chinese Pharmacy。

● 煎药室　Decoction 或 Decoction Service

第二节　民族医学科　Ethnomedicine Department

● 藏医学科　Tibetan Medicine Department
● 蒙医学科　Mongolian Medicine Department
● 维吾尔医学科　Uighur Medicine Department
● 傣医学科　Dai Medicine Department
● 壮医学科　Zhuang Nationality Medicine Department
● 朝医学科　Korean Medicine Department
● 彝医学科　Yi Medicine Department
● 瑶医学科　Yao medicine Department
● 苗医学科　Miao medicine Department

第三节　中西医结合科　Department of Integrated TCM & Western Medicine

● 中西医结合医学　Chinese & Western Integrative Medicine

小贴士

"中西医结合"一直译作 integrated traditional and western medicine，但也引起了一些争议。有人认为这一译法不符合当前中西医结合的现状，因为中西医结合目前尚停留在西医诊断中医治疗的水平上，其"结合"充其量是 combine（结合）而不是 integrate（合而为一）。所以认为将"中西医结合"译作 combined traditional and western medicine 才符合中西医结合的实际。应在 traditional 之前加上 Chinese，否则 traditional 一词的语义便没有限定了，因为不但中国有传统医学，其他国家和民族也有传统医学。WHO 西太区传统医学名词术语国际标准化方案的"总论"部分，将 integrated 改为了 integration。"世中联"的标准也采用了同样的形式。就标准化的实质而言，"结合"无论译作 integrated 或 integration，其实并无根本差异，均基本表达了原文的内涵主旨，且形式上也较为一致。

行政后勤部门标识英文译法比较明确，大多中文标识都有对应的英文名称。但由于国内外医疗管理体制存在差异，中西方医院内设管理部门分工不同，极易造成误译，应引起注意。

　　国务院以下各级国家机构由委（Commission）、部（Ministry）、司（Department）、局（Bureau）、处（Division）、所（Institute）、科（Section）、中心（Center）、室（Office）等组成，实际使用中尚有股（Subsection）、室（Room）、小组（Team）等，译为英文名称时，要写上上述通用名称，但英文标识牌上可加可不加，如"出纳组"英译为"Cashier Section"，但英文标识"Cashier"即可。

　　实际应用中，有时中文为"处"，实际是"科"级；中文为"科"，实为"股"级，要根据部门实际情况选用对应的词。鉴于医疗机构逐渐去行政化，因此本书涉及医院内设行政部门的通用名称时，多采用"Department""Office""Room"等译法。

第一节　各类委员会

● 医疗质量管理委员会　Medical Quality Management Committee

● 病案管理委员会　Medical Record Management Committee

● 护理质量管理委员会　Nursing Quality Management Committee

● 药事管理委员会　Pharmacy Administration Committee

● 药事管理与药物治疗学委员会　Pharmacy Administration & Pharmacotherapeutics Committee

● 医院感染管理委员会　Hospital-acquired Infection Control Committee

● 输血管理委员会　Blood-transfusion Management Committee

● 伦理委员会　Ethics Committee

● 学术委员会　Academic Committee

● 保健委员会　Healthcare Committee

● 安全生产管理委员会　Production Safety Supervision Committee

● 医疗器械管理委员会　Medical Equipment Management Committee

● 职业病诊断鉴定委员会　Committee for Occupational Diseases Diagnosis & Identification

● 医疗技术临床应用管理委员会　Administrative Committee for Clinical Application of Medical Technology

● 价格管理委员会　Committee for Price Management

● 东院区管理委员会　Eastern Campus Administration

小贴士

　　现代医院内部分工越来越细，利于专业化、精细化发展，但需医院层面成立各类委员会作为决策、智囊机构进行组织、协调。一般来说，这些委员会多是机构内专设或派出机构的委员会，多译作"Committee"。委员会的主席、委员长、委员会主任、主任委员的英文翻译为 Chairman（男性）、Chairwoman（女性）。

　　委员会可译作 Committee 或者 Commission。

　　通过选举产生的，或者在某一行政区域之内、某一机构之下的专设部门或派出机构，一般译作 Committee。如：常委会译作 Standing Committee。

　　相对独立、承担有一定普适性管理职能的综合协调机构，一般译作 Commission。如：商务委员会译作 Commission of Commerce。

　　医疗机构内的委员会多为管理委员会，应译作 Administrative Committee 或 Com

mission 或 Administration。此外，机构内有一类委员会比较特殊，虽然名为"委员会"，实为该机构的"行政机关、行政部门或管理部门"，此时应译作"Administration"。

第二节 党群部门

- 直属机关党委　Committee of the Communist Party of ×××❶
- 党政工作办公室　Party & Administration Joint Office
- 党委办公室　Party Committee Office
- 党支部　Party Branch

🌿 小贴士

党政工作办公室、党委办公室常常分别简称为党政办、党办。有些医院或直接标识为"党委"。党委办公室作为机构的英文译名一般为 Office of the ×××Committee of the CPC，即中共×××委员会办公室。

某医院将党委办公室译作"CPC Committee Office"，含义被放大了，易被误解为"中国共产党委员会办公室"。

另有译作"Party Committee's Office"，加上了"'s"，亦无不可。在二者皆可的情况下，从标识英译简洁原则考虑，一般选择更简明的译法。

- 纪律检查委员会（纪委）　Discipline Inspection Committee
- 纪委办公室　Discipline Inspecting Commission Office
- 监察处　Supervision Department
- 纪检监察办公室　Disciplinary Office
- 审计处　Auditing Department 或 Accounting Office
- 组织部　Organization Department
- 统战部　United Front Work Department
- 宣传部　Publicity Department
- 院报编辑部　Hospital Editorial Room
- 团委　League Committee
- 团委办公室　League Committee Office
- 妇委会　Women's Committee

---

❶　×××为某部门，如卫生部 Ministry of Health。

- 计划生育办公室　Family Planning Office
- 老干处（老干科、老干部处、离退休办公室、离退休工作处）　Department of the Retired Personnel
- 老干部活动中心　Retired Cadre's Entertainment Center
- 娱乐室（文化活动室）　Entertainment Room
- 工会　Labor Union

第三节　办公室系列

- 院长办公室　President's Office
- 副院长办公室　Vice President's Office

> **小贴士**
>
> 　　公立医院"院长"多译为"President"。随着医药卫生体制改革不断深入，有些医院进行管办分理、理事会改革，院长成为职业经理人，可考虑译为"Executive"，因而上述标识可作以下译法：
>
> 　　院长办公室　Hospital Executive's Office
> 　　副院长办公室　Deputy Hospital Executive's Office

- 办公室　Office

> **小贴士**
>
> 　　一般来说，办公厅译作 General Office，其他诸如"办公室""办事处"和"管理处"等译作 Office 即可。医院内设的办公室（有时亦称院办、医院办公室、院办公室、院部办公室等），标识"Office"即可，有时为了强调综合管理职能，可结合实际环境译作"Administration Office"或"Hospital Administration Office"。

- 秘书处　Secretariat Division
- 新闻办　Information Office
- 法规处　Division of Health Regulation
- 政研处　Division of Policy Research
- 法律顾问室　Legal Advisers Office
- 文书档案处　Division of Documentation & Archives
- 档案室　Archives
- 会议室　Meeting Room

- 视频会议室　Video Meeting Room
- 电视电话会议室　Teleconference Room
- 会议厅〈规模较大的〉　Conference Hall
- 学术厅大礼堂　Auditorium
- 学术报告厅〈主要用于教学〉　Lecture Hall
- 多媒体教室〈主要用于教学〉　Multimedia Classroom
- 多功能教室〈主要用于教学〉　Multifunction Classroom
- 贵宾厅　VIP Room
- 接待室　Reception Room
- 收发室　Mail Room
- 值班室　On-duty Room
- 传达室　Gate House
- 院总值班室　Chief Duty Room
- 摄影室　Photography Room
- 摄像室　Studio Room
- 信访办　Petitioning Office
- 院长接待日　President's Reception Day
- 院长信箱　Suggestions to the President
- 投诉电话　Complaints Hotline
- 举报信箱（意见箱）　Suggestions & Complaints Box
- ×××筹建小组　××× Preparatory Team

第四节　医务管理部门

- 医疗机构管理处　Medical Institution Management Division
- 血液管理处　Blood Management Division
- 医疗处　Medical Care Division
- 医务处　Medical Administration Division
- 医务部　Medical Administration Department
- 医疗保险办公室（医疗保险管理办公室、医保办公室、医保办）　Medical Insurance Management Office
- 商业保险接待处　Commercial Insurance Reception
- 质量控制办公室（质控办）　Quality Control Office
- 保健办〈服务于保健对象〉　Office of Health Care for Senior Officials
- 预防与健康教育处　Division of Disease Prevention & Health Education
- 健康促进与教育处　Health Promotion & Education Division

- 健教科（健康教育室） Health Education Classroom
- 社会工作科 Social Work Department
- 病案统计室 Medical Records & Statistics Room
- 统计室 Statistics Room
- 病案管理办公室 Medical Records Management Office
- 病案科 Medical Records Department
- 病案室 Medical Records Room
- 门诊病案室 Outpatient Medical Records Room
- 病案登记处 Medical Records Registry
- 病案质检室 Medical Records Quality Control Room
- 病案阅览室 Medical Records Reading Room
- 复印、取病案处 Copying & Medical Records Pickup
- 病案库房 Medical Records Storage

第五节　护理管理部门

- 护理处 Nursing Division
- 护理部 Nursing Department
- 护理质量控制办公室 Nursing Quality Control Department
- 护理培训室 Nursing Training Room

第六节　人力资源管理部门

- 人事处（人力资源部） Human Resources Department 或 Personnel Section
- 人事科（干部科） Personnel Department
- 专业人才管理处 Division of Health Professionals Management
- 劳动工资处 Division of Labor & Salary

第七节　科研教育管理部门

- 科技教育部 Department of Medical Science, Technology & Education
- 科研教育办公室 Research & Education Office
- 科研科 Science Research Department

- 认证认可与实验室管理处　Division of License & Laboratory Management
- 教育处　Education Department
- 教学办　Teaching Department
- 临床医学院　College of Clinical Medicine
- 医学情报室　Medical Intelligence Department
- 图书馆　Library
- 办证处　Card Application
- 读者服务处　Reader Services
- 咨询台　Information
- 公共检索　Catalog Search
- 阅览室　Reading Room
- 电子阅览室　Digital Reading Room
- 报刊阅览室　Newspapers & Periodicals
- 培训室　Training Room
- 陈列室　Exhibition Room
- 放映室　Projection Room
- 影印室　Copy Room
- 行政组　Administration Department
- 期刊组　Serials Department
- 编目组　Cataloging Department
- 阅览组　Readers Service Department
- 推广服务组　Reference and Extension Services Department
- 视听服务组　Multimedia Service Department
- 特藏组　Special Collections Department
- 摄影室　Photography Room
- 外借部　Book Borrowing
- 集体外借部　Book Borrowing for Groups
- 多媒体视听室　Multimedia Room
- 自习室　Study Room
- 杂志编辑部　Editorial's Office
- 研究室　Laboratory

🌿 小贴士

关于研究室、实验室的英译，大体上有以下几种情况：①Research Lab；②Research Office；③Studies Unit；④Test Lab。此四种译法基本上都是可以的。鉴于×××研究室的核心业务还是开展各种实验，已经包含有研究的意思了，因此一般选用"Laboratory"即可，而不必强调"Research"。

涉及研究"院""所"时，其英文翻译分别为 Academy 或 Institute。

- 动物实验室（动物房）　Animal Laboratory
- 中心实验室　Central Laboratory
- 电镜室　Electron Microscopy Room
- 血清库　Serum Bank
- 参比实验室　Reference Laboratory
- RNA 实验室　RNA Laboratory
- PCR 实验室　PCR Laboratory
- 动脉硬化研究室　Atherosclerosis Laboratory
- 血液流变研究室　Hemorheology Laboratory
- 高血压研究室　Hypertension Laboratory
- 细胞免疫研究室　Cell Immunology Laboratory
- 生物技术核心实验室　Biotechnology Core Technique Laboratory
- 细胞与组织培养实验室　Cell and Tissue Cultures Laboratory
- 细胞生物学研究室　Cell Biology Laboratory
- 流行病学研究室　Epidemiology Research Office
- 人群防治研究室　Community Health Research Office
- 生物医学工程研究室　Biomedical Engineering Laboratory
- 分子生物学研究室　Molecular Biology Laboratory

第八节　财务管理部门

- 规划财务处　Planning & Finance Department
- 价格处　Pricing Division
- 资产处　Property Division
- 基建装备处　Capital Construction & Equipment Division
- 财务管理部　Financial Management Department
- 财务科　Accounting Department
- 会计室　Accountant's Office
- 绩效管理办公室（经济管理办公室）　Performance Management Office
- 成本核算办公室　Cost Accounting Office
- 项目管理办公室（项目办）　Project Management Office
- 收费项目　Item
- 自助服务　Self-service
- 自动查询缴费机　Automatic Inquiry & Payment
- 现金取款机（自动取款机）　ATM
- 取号机（排队机、叫号机）　Ticket Taking 或 Queuing Machine

- 医疗保险　Insurance for Medical Care 或 Medical Insurance
- 查询　Inquiry
- 出纳　Cashier
- 会计　Accountant
- 办理住院　Admission
- 出院手续　Discharge

第九节　后勤保障部门

- 后勤服务中心　Logistic Service Center
- 后勤处　Logistics Department
- 总务部（总务科）　General Services Office

> **小贴士**
>
> "总务部（总务科）"，字面直译为"General Affair Department"，英语中其实没有这个说法。考虑到总务部工作范围广，主管医院后勤稳定运行，有人认为翻译成"Maintenance Department"更恰当。然而，查阅国外医院网站，也没有"Maintenance Department"的说法，该词更倾向于维护、维修，却无法包括后勤、物业、布类管理等内涵。外国人平常多用"Property Management"或"Logistics Department""Logistics Office"来表达物业管理、办公室、总务科、后勤部之类的部门，但是均无法涵盖国内医院总务部门的职责。考虑到该部门的服务涵盖配电、电梯、保洁、运送、房屋维修、污水处理、绿化、布类等诸多项目，笔者建议用"General Services Office"的译法。

- 物业部（房管科）　Property Management Department
- 司机班　Driver Crew
- 园艺班　Gardeners Room
- 电工室　Electrician Room
- 配电室　Electricity Distribution Room
- 配电柜　Power Distribution Cabinet
- 配电箱　Power Distribution Box
- 浴室　Shower Room
- 洗衣房　Laundry
- 理发室　Barbershop
- 工具柜　Tool Locker
- 洁具柜　Cleaning Locker

- 锅炉房　Boiler Room
- 锅炉房 (高压蒸汽灭菌室)〈高压灭菌的场所〉　Autoclave Room
- 风机房　Ventilator Room
- 太平间　Mortuary
- 污水处理站 (点)　Sewage Treatment Plant
- 空调班　Air Conditioner′s Maintenance Department
- 氧气站 (氧气班)　Oxygen Station
- 停车处 (棚)　Parking Lot
- 车库　Garage
- 宿舍楼　Dormitories
- 小卖部　Shop
- 咖啡厅　Café
- 公用电话　Telephone
- 报刊亭　Newspaper
- 保卫科 (安全保卫部)　Security Department
- 警务室　Police
- 保安队　Security
- 电子监控　Electronic Surveillance
- 膳食科　Dietary Department
- 营养科　Nutriology Department
- 配膳部　Food Service
- 职工食堂　Staff Canteen
- 营养食堂　Nutritious Diet Centre
- 就餐卡办理处　Meal Card Service
- 餐具清洁间　Dining Utensils Cleaning Room
- 基建科　Infrastructure Construction Department
- 工程部 (项目部)　Project Office
- 工程管理部　Project Management Department
- 技术管理部　Technology Management Department
- 设备科　Equipment Department
- 物资采购部　Materials Purchasing Department
- 医用材料采购部　Medical Materials Purchasing Department
- 医学工程室 (医工室)　Medical Engineering Room
- 维修室　Maintenance Room
- 卫材库　Medical Materials Storage
- 被服库　Bedding Storage

第十节　信息管理部门

- 信息科　Information Department
- 网络管理部　Network Management Department
- 计算机中心（电脑中心）　Computer Center
- 计算机房　Computer Room
- 机房　Machine Room
- 网络工作室　Equipment & Networks Room
- 网络维护室　Network Maintenace Room
- 远程医学　Telemedicine

> **小贴士**
>
> 远程医学（Telemedicine）从广义上讲是使用远程通信技术和计算机多媒体技术提供医学信息和服务。它包括远程诊断、远程会诊及护理、远程教育、远程医学信息服务等所有医学活动。从狭义上讲，是指远程医疗，包括远程影像学、远程诊断及会诊、远程护理等医疗活动。

- 远程会诊中心　Telemedicine Consultation Center

> **小贴士**
>
> 有医院将"远程医学会诊中心"译为"Remote Medical Consultation Center"，有医院将远程会诊室译为"Long Distance Consultation Room"（图6-1），后者是典型的根据中文的字面意思进行生硬的翻译。译者只是从字面意义的角度考虑，把源语的意义用目的语中最具有这种意义的符号表示。而远程医疗的实质是通过互联网，实现跨区域的会诊、教学或医学信息传输，因而译为"Telemedicine"更为贴切，也便于理解。

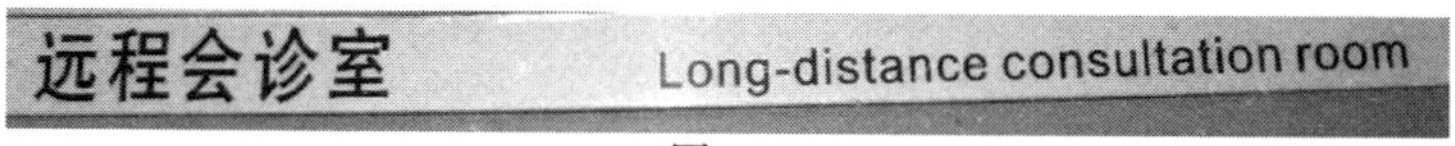

远程会诊室 Long-distance consultation room

图 6-1

由此而推演出一些与远程医学相关的术语，如：

远程病理　Telepathology

远程放射　Teleradiology

远程监护　Telemonitoring

远程会诊　Teleconsultation

远程教育　Tele-education

在医疗机构标识系统中，专科、专家介绍牌，专科、专家出诊动态一览表，人员去向表，各科室功能与人员情况介绍，桌面台牌（提示、告示、医生名牌），各种贴墙式、立地式宣传栏，以及医务人员胸卡、名片等，都涉及身份内容。医疗机构人员身份标识横向的涉及如医师、护士、药剂师、检验师等不同工种，纵向的涉及初级、中级、高级等不同级别的职称，而且国内医疗机构实行与西方完全不同的职称评价体系。这种体制上的差异是英译的难点，英译时最好能体现出这种差别。

第一节　身份标识公共用语

- 姓名　Name
- 年龄　Age
- 性别　Sex
- 部门　Department
- 科室　Sections
- 职务　Position
- 职称　Title
- 编号　No.

第二节　学历学位

- 中专 〈毕业〉　Secondary Specialized 或 Technical School
- 大专 〈毕业〉　Junior College
- 本科 〈毕业〉　College or University
- 本科生　Undergraduate Student
- 研究生　Graduate Student 或 Postgraduate
- 硕士研究生　Master Student
- 在职研究生　On-the-job Graduate Student
- 博士研究生 (博士生)　Doctoral Student 或 PhD Candidate
- 学士　Bachelor
- 硕士　Master
- 博士　PhD 或 Doctorate
- 博士后　Post-Doctorate
- 双学士　Dual Bachelors
- 外国留学生　International 或 Overseas Student
- 医学博士 〈美国医学院传统的专业学位〉　Doctor of Medicine 或 M. D.
- 护理学士 〈美国〉　Bachelor of Nursing
- 护理学理学士 〈美国〉　Bachelor of Science in Nursing 或 B. S. N. 或 B. S. Nur.
- 护理学硕士 〈美国〉　Master of Nursing 或 M. N. 或 M. Nur.

第三节 职务、职称系列

一、行政职务系列

● 院长　President

● 副院长　Vice President

● 常务副院长　Executive Vice President

● 医院行政总监　Hospital Chief Executive

● 医学顾问　Medical Consultant

● 院长〈大学下属院、系的领导〉　Dean of the College

● 党委书记　Secretary of Party Committee

● 副书记　Deputy Secretary of Party Committee

● 党委委员　Member of CPC Committee

● 党支部书记　Secretary of Party Branch

● 党总支书记　Secretary of Party General Branch

🌿 小贴士

涉及职称、职务中"副"的译法，国内各地标准相对统一，笔者归纳如下：

①"副"用于党政机关领导职务时译作 Vice 或 Deputy。

Vice 一般用于表述 Mayor、Chair/Chairman 等的副职。如：副市长 Vice Mayor，副主席、副主任委员 Vice Chairman。

Deputy 一般用于表述 Secretary、Director、District Mayor、Township Mayor 等的副职。如：副书记（Deputy Secretary），副主任（Deputy Director），副区长（Deputy District Mayor），副处长（Deputy Division Director）。

常务副职，可译作 Executive，如：常务副市长译为 Executive Vice Mayor。Vice 或 Deputy 后不带连字符"-"。

②"副"用于党政机关非领导职务、专业技术职务资格名称（职称）时译作 Associate。

如：副巡视员译为 Associate Counsel，副教授译为 Associate Professor。

③ 代理（主持工作）、执行、名誉。

代理（主持工作）译作 Acting，如：代理市长译为 Acting Mayor。

执行译作 Executive，如：执行秘书译为 Executive Secretary。

名誉译作 Honorary，如：名誉会长译为 Honorary President。

- 处长　Division Chief 或 Director of ×× Division
- 副处长　Deputy Chief of ×× Division
- 科长　Section Chief
- 副科长　Deputy Section Chief
- 主任科员　Senior Section Member
- 副主任科员　Associate Senior Section Member
- 科员　Section Member
- 办事员（干事）　Clerk
- 办公室主任　Director
- 办公室副主任　Deputy Director
- 工会主席　Chairman of the Labor Union
- 保洁员　Cleaner
- 保安　Security Guard
- 服务员〈餐厅或食堂〉　Attendant
- 收银员　Cashier
- 内科主任　Head of the Medical Department
- 外科主任　Head of the Surgical Department

🌺 小贴士

　　在医疗机构内关于"主任"称谓的译法是件比较纠结的事，大家都称呼其为主任的，其实有两种情况：一种是指高级职称，如内科主任医师（Chief Physician）；另一种是指行政职务，如内科主任（Head of the Medical Department）。

　　原则上临床科室的"××科主任"译为"Head of ×× Department"；行政后勤科的"××科主任"，译为"Director of ××"，如医务处主任译为"Director of Medical Administration Division"。

二、临床医技职称

1. 医师系列

- 医士　Medical Assistant
- 医师　Physician
- 实习医师　Intern
- 住院医师　Resident
- 总住院医师　Chief Resident

> ### 🌿 小贴士
>
> 　　在一些文献中，曾有将"Chief Resident"译为"住院部主任医师"。"Chief"确实有"主任"的意思，但主任医师与总住院医师是两个不同的概念。主任医师是医师职称的一种，属于高级职称。总住院医师（或称住院总医师）为职位名称，大型医院要求医生从住院医师晋升至主治医师前，必须以"总住院医师"的身份从事医疗工作，其特点是 24 小时不离开病区及附近，一般期限为 1 年时间，其地位高于一般的住院医师，但不及主治医师。

2. 初级职称医师

　　由于医疗单位下设有许多具体专科，各专科又有自己的技术职务称谓，在英语中，对各医师职务的表达或称呼要根据其所从事的具体医学专科而定，而在汉语中则直接称"某科 ＋医师（生）"即可。

- 内科医师　Physician
- 全科医师　General Practitioner
- 血液科医师　Hematologist
- 结核科医师　Tuberculosis Physician
- 消化科医师　Gastroenterologist
- 传染病科医师　Infectious Disease Physician
- 中医师　Traditional Chinese Physician
- 外科医师　Surgeon
- 骨科医师　Orthopaedist（美）/Orthopedist（英）
- 支具矫形师　Orthotist
- 泌尿科医师　Urologist
- 矫形外科医师　Orthopedist
- 心脏外科医师　Cardiac Surgeon
- 胸外科医师　Thoracic Surgeon
- 神经科医师　Nerve Specialist 或 Neurologist
- 精神科医师　Psychiatrist
- 神经外科医师　Neurosurgeon
- 妇科医师　Gynecologist
- 产科医师　Obstetrician
- 儿科医师　Pediatrician（美）/Paediatrician（英）
- 皮肤科医师　Dermatologist
- 麻醉科医师　Anesthesiologist（美）/Anaesthetist（英）
- 麻醉师　Anesthetist

- 理疗科医师（物理治疗师） Physiotherapist
- 营养科医师 Dietician
- 放射科医师 Radiologist
- 放射物理师 Radiophysicist
- 病理学医师 Pathologist
- 心理医生 Psychologist
- 流行病医师 Epidemiologist
- 公共卫生医师 Public Health Physician
- 职业卫生医师 Occupational Health Physicians
- 法医师 Forensic Pathologist
- 眼科医师 Ophthalmologist
- 验光师 Optometrist
- 耳鼻喉科医师 Otolaryngologist
- 口腔科医师 Stomatologist
- 牙科医师 Dentist

> **小贴士**
>
> 美国普通牙科诊疗全科医生和专科医生各司其职。一般而言，超越牙科全科医生执业范围的病情，会转诊（referral）给专科医生。这些专科医生包括牙髓医师（endodontist）、口腔病理医师（oral pathologist）、口腔外科医师（oral surgeon）、正畸医师（orthodontist）、儿童牙医（pedodontist）、牙周医师（periodontist）及公共卫生牙科部门的执业医师（practitioners certified in public health dentistry）等❶。

3. 中级职称医师

中级职称医师，常在初级职称名称后＋in charge，或在其名称前＋visiting 或 attending，如：

- 主治医师 Attending Doctor 或 Doctor-in-charge
- 内科主治医师 Attending Physician 或 Physician-in-charge
- 外科主治医师 Surgeon-in-charge
- 妇科主治医师 Gynecologist-in-charge
- 儿科主治医师 Attending Pediatrician
- 眼科主治医师 Ophthalmologist-in-charge
- 牙科主治医师 Dentist-in-charge

---

❶ 文献来源：Walton，J，Beeson，P，Scott，R. The Oxford Companion to Medicine ［Z］. Oxford：Oxford University Press，1986.

4. 高级职称医师

医疗系列高级技术职务名称的英译是个复杂的问题，它和行政职务不同，副高级技术职务不是正高级技术职务的副手或助手，因此一般不能使用 vice、deputy 或 assistant，而有其自己的具体称谓，英译时应先确定其高级职务（chief＋具体各科医师称谓），再在其前面加上 associate 即为副高级技术职务称谓。

- 内科主任医师　Chief Physician
- 内科副主任医师　Associate Chief Physician
- 外科（副）主任医师　(Associate) Chief Surgeon
- 妇科（副）主任医师　(Associate) Chief Gynecologist
- 产科（副）主任医师　(Associate) Chief Obstetrician
- 儿科（副）主任医师　(Associate) Chief Pediatrics
- 口腔科（副）主任医师　(Associate) Chief Stomatologist
- 放射科（副）主任医师　(Associate) Chief Radiologist
- 皮肤科（副）主任医师　(Associate) Chief Dermatologist

5. 护理系列

（按级别）

- 实习护士（见习护士）　Student Nurse
- 护士　Nurse
- 护师　Senior Nurse
- 主管护师　Nurse-in-charge
- 副主任护师　Associate Chief Nurse
- 主任护师　Chief Nurse
- 护士长　Head Nurse
- 总护士长　Chief Head Nurse
- 护理督导　Nursing Supervisor

（按类型）

- 注册护士　Certified Nurse 或 Registered Nurse
- 助产士　Midwife
- 责任护士　Primary Nurse
- 助理护士　Assistant Nurse
- 巡回护士　Circulating Nurse
- 营养护士　Nutrition Nurse
- 病房护理员　Ward Attendants
- 卫生员（护工）　Nursing Assistant

小贴士

　　美国的护理管理体制与国内有所不同，虽然同样实行分层次护理注册制度，但其从法律角度对不同层次护士的准入要求、注册条件、执业范围和职责标准进行区别规范，包括注册护士（Registered Nurse，RN）、职业操作护士（Licensed Praetieal/Vocational Nurse，LPN/IVN）以及高级注册护士（Advanced Practice Registered Nurse，APRN）。高级注册护士体系包括开业护士（Nurse Praetitioner，NP）、注册麻醉护士（Certified Registered Nurse Anesthetists，CRNA）、注册助产护士（Certified Registered Nurse Midwives，CRNM）、临床护理专家（Clinical Nurse Specialists，CNS）或称专科护士（Nurse Specialist，NS）。具体英译时，应对照中美双方护士的执业范围、准入条件、职责标准选用合适的译文。

6. 药剂师系列

● 药剂士（药士）　Assistant Pharmacist

● 药剂士（配药员）〈分发药品岗位〉　Dispenser

● 药剂士〈药学岗位技术工人〉　Pharmacy Technician

● 药剂师（药师）　Pharmacist

● 主管药师　Pharmacist-in-charge

● 副主任药师　Associate Chief Pharmacist

● 主任药师　Chief Pharmacist

● 主任药师〈教学岗位〉　Professor of Pharmacy

7. 技师系列

● 技士　Technician

● 技师　Technologist

● 主管技师　Technologist-in-charge

● 副主任技师　Associate Senior Technologist

● 主任技师　Senior Technologist

小贴士

　　《上海市对外交流用组织机构名称和职务职称英文译写规范》就医技人员职称系列英译时均强调了"Medical"，具体如下：

技师　Medical Technologist

技士　Medical Technician

主管技师　Medical Technologist-in-charge

副主任技师　Associate Senior Medical Technologist

主任技师　Senior Medical Technologist

作为书面或口头语言交流时，"Medical"予以强调，不无道理。但对于标识语来说，结合语用环境，可以考虑省略。

- X 射线技术员　X-Ray Technician
- 放射技师　Radiology Technologist
- 化验员　Laboratory Technician
- 推拿技师　Massage Technician
- 康复技师　Rehabilitation Technician
- 急救员　Emergency Medical Technician 或 Paramedics
- 呼吸治疗师　Respiratory Therapist

三、教学科研系列

1. 教学系列

- 辅导员　Counselor
- 教师　Teacher
- 助教　Teaching Assistant
- 助理讲师　Associate Lecturer
- 讲师　Lecturer
- 高级讲师　Senior Lecturer
- 副教授　Associate Professor
- 教授　Professor
- 硕士研究生导师　Postgraduate Advisor
- 博士研究生导师　Doctoral Advisor

2. 研究/工程系列

- 研究实习员　Research Assistant
- 助理研究员　Assistant Research Fellow
- 副研究员　Associate Research Fellow
- 研究员　Research Fellow
- 技术员　Technician
- 助理工程师　Assistant Engineer
- 工程师　Engineer
- 高级工程师　Senior Engineer
- 研究所所长　Director of the Institute

四、档案/图书管理系列

- 管理员　Library Assistant

- 助理馆员　Assistant Librarian
- 馆员　Librarian
- 副研究馆员　Associate Research Librarian
- 研究馆员　Research Librarian

五、其他

- 法律顾问　Legal Adviser
- 医务接待员　Medical Receptionist
- 病案管理员　Medical Record Administrator
- 糖尿病教育专员　Diabetes Educator
- 保健协调员　Health Coordinator
- 营养师　Dietician
- 医疗技师　Medical Technician
- 食疗技师　Dietary Technician
- 诊所主任　Clinical Director
- 医务社工　Medical Social Worker
- 社会工作者　Social worker
- 卫生员（军队）　Medical Staff
- 消毒员　Sterilizer

警示语句是一组表示禁止、警告、指令、提示或描述工作场所存在危险的词语。警示标识语句可单独使用，也可与图形标识组合使用。由于医疗机构是特殊的公共场所，因此警示提醒类标识在医院内十分常见。

按照采用国际通行的惯例，英文警示提醒类标识语一般用祈使句或短语表示，句中或短语中实意单词的首字母大写。"小心""注意""谨防"，多译为"Mind""Watch""Beware of"。当提示意味较强或警示性极强的时候，可加注"Danger!""Caution!"或"Warning!"。如：

- 当心触电　Danger! High Voltage
- 当心碰头　Mind Your Head
- 当心踏空　Watch Your Step
- 紧急时击碎玻璃　Break Glass in Emergency
- 小心台阶　Mind the Step
- 注意上方　Watch Your Head
- 谨防落屑　Beware of Falling Debris
- 小心玻璃　Caution! Glass

此外，说明性信息一般用短语或祈使句表示，句中或短语中实意单词的首字母大写，其他字母小写。含有"请勿……""禁止……"的禁止性信息，一般都译为"Do Not…"（"Don't…"）"No+n.""No+v. +ing"或"…Forbidden""…Prohibited"，句中或短语中各个单词的首字母都大写。

为了章节条理的需要，笔者根据警示提醒类标识的语用功能，将其划分为禁止类、警告类、指令类、提示类以及说明类，事实上许多标识语既具指令功用，又属说明强调性质，无法截然区分。

第一节 禁止类

- 严禁明火　No Open Flame
- 禁止吸烟（请勿吸烟）　No Smoking

🍃 小贴士

　　带头控制吸烟，医疗机构与医务人员责无旁贷。医院内"禁止吸烟"的标识语十分常见，相对应的英文除了译成"No Smoking"之外，还经常会看到以下几种传达"公共场所不准吸烟，吸烟请到吸烟区"的英文翻译：

Smoking Not Allowed

Smoking Prohibited

This is a smoking free building.

SMOKING IN DESIGNATED AREAS ONLY

SMOKING IS PERMITTED THROUGHOUT THE PREMISES

NO SMOKING EXCEPT IN DESIGNATED AREAS

THANK YOU FOR NO SMOKING.

　　此外，某候机大厅里"为了您和大家的健康，吸烟请到吸烟区"（For your and others' health, the passengers who smoke, please go to the smoking area）。原标语所载的信息与译语的对应词语所载的信息是冲突的。汉语标语的意思但凡中国人读后都能作出这样的推理：候机大厅不准吸烟。可见，在一种语言中用来表达某一言语行为的最常用的言语行为策略在另一种语言中并非也是如此——为了您和大家的健康，请到吸烟区吸烟。问题出在英译文的表达方式上，它传达的意思却是：为了健康，欢迎吸烟的候机乘客到吸烟区吸烟。看似礼貌的英译文的表达不仅没能传达禁止吸烟的社交指示，反而成了邀请词。此处的译文只需写上"Smoking in designated areas only"就一目了然了。

- 禁止饮食　No Eating or Drinking
- 禁止逗留　No Loitering
- 禁止吸烟、饮食、逗留　No Smoking, Eating, Drinking or Loitering
- 严禁携带易燃易爆等危险品　Dangerous Articles Prohibited
- 禁止入内（严禁入内）　No Entry 或 No Admittance
- 禁带宠物　No Pets
- 员工通道（患者止步）　Staff Only
- 男士止步　Female Only

● 仅供紧急情况下使用　Emergency Use Only

🌿 小贴士

"闲人免进""非公莫入"等标识语在国内许多单位办公区域比较常见，类似的标识语还有"非工作人员勿入""私事勿入"等，译为"No Admittance"未尝不可，但略显生硬，可能会令人不舒服，类似标识一般有"Staff only""Employees only""Business only"三种译法，但使用范围有微小区别。"Staff only"最常见，也最为准确。标识语是在具体语境、场景中产生语用效应的，因而"…＋only"的模式可以作为某些警示语的翻译模式，如非工作人员勿入译为 Employees only。图 8-1 的英译意思虽对，但过于生硬、冗长，让人感觉不舒服。

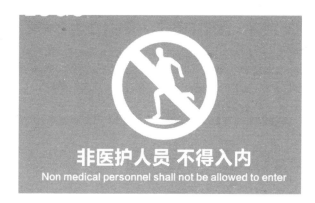

图 8-1

● 私事勿入　Business Only

● 专用停车位　Authorized Only

● 救护车专用停车位（救护车专用通道）　Ambulance Only

● 超车道　Overtaking Only

● 贵宾专用　VIP Only

● 请勿触摸　Do Not Touch

● 请勿拍照　No Photography

● 请勿摄影　No Filming

● 请勿摄像　No Video

● 请勿乱扔废弃物　No Littering

● 请在诊室外候诊　Please Wait Outside the Consulting Room

● 请排队等候　Please Line Up

● 请勿触摸　Don't Touch

● 请勿践踏草坪　Keep Off the Grass

小贴士

爱护花草，人人有责。此类标识在医院内部司空见惯，但标识语英译却常常为人所诟病。如以下两个案例：

(1) 爱护草地，请勿入内。

Care of the green, please do not enter.

(2) 小草青青，足下留情。

Mind you don't tread on the green meadow.

例 (1) 是中式英语，例 (2) 英译文有些别扭，英文里没有这种说法。在英译警示提醒类标识语时，需要考虑英语国家的语用原则和得体性。过于直露的、强加性的禁止用语不是很受欢迎。如果某植物园草坪上的警告文字是"Please give me a chance to grow"，试想，看到这一提示的游客哪里还忍心踩下自己的脚？只有外国游客喜闻乐见的译文，才会产生感染力，从而起到较好的规劝效果。依此，例 (1) 建议改译为"Keep Off the Grass"，例 (2) 可译为"Tender grass needs your care"这样与其中文表达同样温馨的标识语。

小贴士

一些禁止类的警示语可考虑转译，如"禁止摘花"可以译做"Take care of the flowers, please."。"take care of"带有拟人色彩，将花看成是一个 baby（孩子），要人们要像爱护和关心 baby 一样去爱护花木，在受众的愉悦之中达到了标识语的语用目的。

同样的如图 8-2 所示，"严禁翻越"，翻译成"Strictly trespassing"，图 8-3 中"严禁攀爬"翻译成"Strictly to climb"，简直是令人啼笑皆非。其英译不仅语法与表述错误，而且还表达出与禁令相反的意思。这样的标识不如不使用英译，而选择国际通用的严禁攀爬的图示来表达即可。如需英文翻译，应译为"No Crossing"或者"No Trespassing"这样的国际通用英文表述。

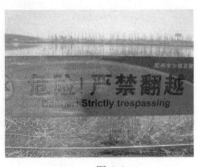

图 8-2

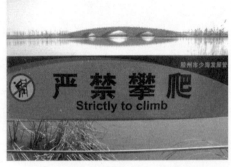

图 8-3

- 严禁随地吐痰　No Spitting
- 禁止通过　No Admittance
- 严禁攀登　No Climbing
- 严禁倚靠　Stand Clear 或 No Leaning
- 警戒线，勿超越　Police Line! Do Not Pass
- 请勿登踏　No Treading
- 禁止摆卖　Vendors Prohibited

第二节　警告类

- 警告　Warning
- 危险止步　Danger

> **小贴士**
>
> 　医疗机构内有一些医疗专业人员使用、医院员工专用的设备设施单元，这些场所禁止病人及家属入内，最常用的标识语为"危险止步""员工专用"等，此类标识语可用惯用语："Staff Only""Danger!" 或 "Keep Out""Utility Room"。如没有特殊需要，一般译作 Staff Only 即可，详见前述。

- 当心射线！　Caution! Radiation!
- 锐器！请注意　Caution! Sharp Instruments
- 有害气体! 注意安全　Caution! Toxic Gas
- 生化危险，请勿入内　Biohazard! No Admittance
- 请勿挤靠×××　Please don't push or lean on ×××
- 有电危险　Danger! Electric Shock Risk
- 当心触电 (高压危险)　Danger! High Voltage

> **小贴士**
>
> 　国际通用的高压有电危险的标识通常用图 8-4。
>
>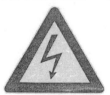
>
> 图 8-4
>
> Caution, Risk of Electric Shock

第三节 指令类

- 进入实验区，请穿好工作服　Experiment Area! Wear Work Clothes 或 Lab Area, Lab Coats Required
- 夜间取血请按门铃　Please Press the Bell for Blood Service at Night
- 戴好安全帽　Hard Hat Required At All Times
- 会议进行中请保持安静　Please Keep Quiet
- 请关闭通信工具　Please Turn Off Tellphones & Beepers
- 请关闭手机　Mobile Phones ff
- 请保持病房安静　Silent Hospital Help Healing
- 请保持安静（禁止喧哗、请勿大声喧哗）　Keep Quiet

🌿 小贴士

　　公共场合警示语不用 "Don′t" 照样能够达到禁止、劝阻的效果。现实中 "Don′t make noise"（禁止喧哗）这种牌子经常见到，我们完全可以将它译为 "Keep Quiet"，既简练，又地道。诸如 "请勿大声喧哗"，笔者在网上至少可以查到 "Please Not To Loudly Clamor" "Please not to loudly clamor"，这些属于逐字的误译，而 "Thank You For Keeping Your Voices Down" 及图 8-5 所示的 "Please don′t be noisy" 语法上虽正确，但更像长辈规劝小孩不要大声喧哗，不适合用作公共场合的标识语。

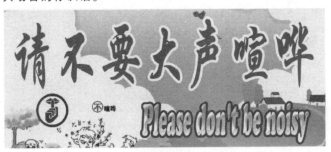

图 8-5

- 请随手关门　Keep Closed

🌿 小贴士

这一标识语，还常见以下两种译法：

Please close the door behind you.

Shut the door after you.

上述两种译法的区别在于介词 after 和 behind 的用法，在某些场合下，二者可以互换使用，但含义有所不同。如：

Shut the door after you. (1)

Shut the door behind you. (2)

(1) 句的意思是"随手关门"，after 含有离开与关门两个动作的先后的意味；(2) 句的意思是"关上你背后的门"，behind 表示门的静止状态的意味，正因为如此，我们通常说：Don't stand behind the door，而不说：Don't stand after the door。

此外，中文标识语还常写作"出入请将门关严"，有人译作"Please close this gate securely on entry and exit"，亦无不可，稍嫌啰嗦，译作"Keep Closed"即可。

第四节　提示类

- 当心　Caution!

- 注意　Attention

- 工作中〈仪器运行中，如 CT 检查中〉　In Operation

- 免费　Free Admission

- 已消毒　Sterilized

- 亲友等候区　Visitor Waiting Area

- 闭路电视监视区域　Closed Circuit TV in Operation

- 贵重物品寄存　Deposit Center

- 失物招领处　Lost & Found

- 谨防扒手（当心扒手）　Beware of Pickpockets

- 当心地滑　Slippery Floor

- 小心地滑　Caution! Wet Floor 或 Caution! Slippery

- 小心空隙　Mind the Gap

- 小心磕碰　Beware of Collisions

- 小心碰头　Mind Your Head 或 Watch Your Head

- 小心玻璃　Caution! Glass

- 小心烫伤（小心高温）　Caution! Hot

- 小心脚下（注意台阶, 请小心台阶, 请当心脚下）　Watch Your Step

> ### 🌿 小贴士
>
> 　　警示提醒类标识在医院内部随处可见，如防滑、防烫、防火、防撞伤、防冷热水等，这对于防范与减少患者跌倒、坠床等意外伤害发挥着重要的作用。此类标识语中多含有"小心""注意"等义，一般译为"Mind"或"Watch"，如"小心台阶"（Watch Your Step）、"注意上方"（Watch Your Head）。当提示意味较强的时候也使用"Caution"一词。
>
> 　　对于"小心地滑"一语，如果地面建筑材质本身较光滑时译为 Caution! Slippery；如果是因为表面上有水等情况时，则译为 Caution! Wet Floor。
>
> 　　又如将"注意安全"一语，有译作"Notice Safety"，这是典型的逐字翻译。然而，逐字翻译还仅仅是表面错误。要将"注意安全"这四个字译得使西方人能看得懂，却要下一番功夫。中国人所说的"注意安全"，就是因为有危险的地方或因素，所以要提醒你注意。直说"危险"似乎不吉利，所以用"注意安全"。而西方人喜欢实话实说，因而在西方国家常常看到"DANGER""BE CAREFUL""DO NOT ENTER"等一类标牌。在高速公路上则随处可见"DRIVE SLOW""OBEY THE SPEED LIMIT"等标牌。因而"注意安全"这四个字应该视标牌立的地方谨慎选择西方人能看得懂、可接受的译文，以达到其交际功能。

- 请勿谈论病人隐私　Please Respect the Privacy of Our Patients
- 请爱护公共财产　Please Take Care of Public Property
- 请爱护公共设施　Please Take Care of Public Facilities
- 请照看好您的物品　Please Take Care of Your Belongings
- 请勿带宠物入内　No Pets Allowed
- 请勿让您的孩子在扶梯上玩耍　Avoid Playing on the Escalators
- 请照看好您的小孩　Please Attend to Your Children
- 请勿践踏草坪　Keep Off the Grass 或 Please Keep Out

第五节　说明类

- 危险物品　Hazardous Materials
- 剧毒物品　Toxic Materials
- 放射物品　Radioactive Materials
- 易燃物品　Inflammable Materials
- 此处插入　Insert Here

- 此处开启　Open Here
- 此处撕开　Split Here
- 油漆未干　Wet Paint
- 血液告急　Blood Donors Needed
- 火警电话 119　Fire Call 119/Fire Alarm 119
- 投诉电话　Complaints Hotline
- 带来不便敬请谅解　Sorry for the Inconvenience
- 伸手出水　Automatic Tap
- 暂停使用　Temporarily Closed
- 暂停服务　Temporarily Out of Service
- 暂停收款　Temporarily Closed
- 正在维修　Under Repair 或 In Maintenance
- 施工请绕行　Detour. Under Construction

小贴士

　　说明类一般用短语或祈使句表示，句中或短语中实意单词的首字母大写，介词、冠词小写，如：仅供紧急情况下译为 Emergency Use Only；车内发生紧急情况时，请按按钮报警译为 Press Button in Emergency 等；如句子较长，则仅句首字母大写即可，如 Please close the door behind you。

- 亲友等候区　Visitor Waiting Area
- 闭路电视监视区域　Closed Circuit TV in Operation
- 患者止步　Staff Only
- 请让行动不便者优先使用　Please give priority to those restricted in mobility
- 危难时请速报 110　Call 110 Under Emergency
- 禁止鸣笛　No Horn
- 请勿倒置↑　Keep Upright↑
- 当心踏空　Watch Your Step
- 当心危房　Danger! Unsafe Structure
- 出入病房请使用消毒净水液　Clean hands protect: FoamIn Foam Out
- 谨防落屑　Beware of Falling Debris
- 危险！门前严禁放置任何物品　Danger! Keep Everything Clear of the Door
- 警告！移动设施，切勿阻碍　Warning! Moving Structure, Keep Clear
- 仅供紧急情况下使用　Emergency Only
- 发生紧急情况时，请按按钮报警（紧急时请按此按钮）　Press Under Emergency

● 暂停服务　Temporarily Closed 或 Service Temporarily Suspended

● 老年人、残疾人、军人优先　Give Priortiy to the Elderly, Disabled & Servicemen

● 请按红色键呼救　Press Red Call Button For Help

● 取检查、检验结果处　Test Reports

● 医疗急救电话 120　Medical Emergency Call 120

● 医疗急救通道　Emergency Access

● 建卡　Hospital Card Application/Service

索　引

癌症研究所　100

癌症中心　054

艾滋病实验室　113

艾滋病咨询门诊　028、094

安全出口　004、017

安全生产管理委员会　136

按摩室　106

暗室　116

白内障门诊　088

白血病门诊　069

摆药室　121

办公（大）楼　026

办公区　024

办公室　138

办公室副主任　150

办公室主任　150

办理就诊卡　123

办理住院　143

办事员（干事）　150

办证处　141

半食　045

半污染区　024、110

半限制区　024

膀胱镜室（膀胱镜检查室）　077

保安　150

保安队　144

保持车距　013

保健办　139

保健委员会　136

保健协调员　156

保洁员　150

保卫科（安全保卫部）　144

保险柜　043

报刊亭　144

报刊阅览室　141

北　002

北出口　005

北门　002

被服库　144

本科　148

本科生　148

鼻变态反应门诊　090

鼻内镜室　090

鼻内镜外科　090

闭路电视监视区域　163

闭路电视监视区域　165

痹症科　133

编号　148

编目组　141

变态反应科（过敏专科）　071

变态反应诊室　093

便民药房　121

标本采集处　123

标本登记处　112

标本接收处　112

冰冻切片室　114

冰箱　043

病案登记处　140

病案管理办公室　140

病案管理委员会　136

病案管理员　156

病案科　140

病案库房　140

病案室　140

病案统计室　140

病案阅览室　140

病案质检室　140

病毒室　112

病房 027

病房（病区） 060

病房（大）楼 025

病房护理员 153

病房检验科 112

病理会诊室 114

病理活检室 115

病理技术室 114

病理教研室 115

病理科 114

病理取材室 114

病理实验室 115

病理学医师 152

病理诊断室 114

病历（门诊病历） 034

病例讨论会 046

病区 027、044

病人须知 035

博士 148

博士后 148

博士研究生（博士生） 148

博士研究生导师 155

哺乳室 080

不可回收 124

不孕不育诊疗中心 082

不孕症门诊 082

布告栏 027

布类存放间 040

部门 148

擦鞋机 022

财务管理部 142

财务科 142

采供血中心 114

采血室（抽血室、静脉采血处） 112

采血室 113

彩超室（彩超） 119

参比实验室 142

餐具清洁间 144

餐饮零售服务区 022

残疾人专用 020

残障专用坡道 021

藏医学科 134

操作治疗区 107

草药房 133

厕所用后自动冲洗 009

层流病房 036

层流净化病房 069

层流室 033

茶水间 043

查询 143

产房 079

产后复查室 080

产后康复中心 080

产后区 079

产科 079

产科病房 036、079

产科超声室 080

产科（副）主任医师 153

产科医师 151

产科医院 055

产前区 079

产前宣教室 079

产前诊断实验室 079

产前诊断中心 079

长下坡慢行 013

肠道传染病化验室 098

肠道门诊（腹泻门诊） 028

肠道门诊（肠道传染病门诊） 098

肠道输液室 098

肠镜室 065

常规制片室 114

常务副院长 149

超车道 159

超净实验室 113

超声 CT 119

超声波室（眼超声检查室） 089

超声内镜 065

超声室 123

超声胃镜检查室　119

超声心动图室　069

超声医学研究所　119

超声诊断科　118

朝医学科　134

车库　144

车辆慢行　013

车位已满　013

陈列室　141

成本核算办公室　142

乘此梯至地下停车场　020

痴呆门诊　066

抽血（抽血处）　112

×××筹建小组　139

出国体检部　123

出口　004

出纳　143

出入病房请使用消毒净水液　165

出生监测信息管理科　080

出生证　126

出院手续　143

初步诊断　034

初诊病历记录　034

处长　150

处（科）　060

处理　034

处置室　040

传达室　139

传染病房　037

传染病科医师　151

传染病医院　054

传染科（传染病科）　098

疮疡科　132

床号　044

创伤骨科门诊　075

创伤骨科专家门诊　075

创伤科　132

创伤外科　073

磁感应治疗室　100

磁共振室　117

磁共振血管造影　117

磁卡电话（插卡式公用电话）　022

磁疗室　106

此处插入　164

此处开启　165

此处撕开　165

此路不通　005

此门停用，请走旁门　035

存包处（取包处）　022

大查房　046

大件垃圾　124

××大学××（专业）重点实验室　057

大专　148

傣医学科　134

代办邮寄　022

代客泊车　013

代售电话卡、地图　022

带来不便敬请谅解　165

戴好安全帽　162

胆道镜室　072

当心　163

当心爆炸性物质　018

当心触电　157

当心触电（高压危险）　161

当心地滑　163

当心碰头　157

当心射线！　161

当心踏空　157、165

当心危房　165

当心氧化物　018

当心易燃物质　018

党委办公室　137

党委书记　149

党委委员　149

党政工作办公室　137

党支部　137

党支部书记　149

党总支书记　149

档案室　138

档案室（病案室）　124

导管室　117

导引治疗室　133

登记　123

登记处（登记柜台）　030

等候叫号　123

低蛋白饮食　045

低热量饮食　045

低渣饮食　045

低脂饮食　045

地方病科　098

地面通道　020

地上消防栓　015

地下二层停车场　013

地下三层停车场　013

地下停车场　012

地下通道　020

地下消防栓　015

地下一层/二层/三层　003

地下一层停车场　012

第二手术室　110

第三卫生间　007

第一手术室　110

癫痫门诊　066

碘-131 病房　118

碘过敏试验　116

电测听室　123

电工室　143

电话　034

电话号码簿、信息查询　043

电话预约　123

电镜室　142

电疗室　106

电脑训练治疗室　097

电视电话会议室　139

电梯间　027

电梯厅　040

电梯维修　020

电梯（自动直梯）　019

电泳室　112

电子监控　144

电子阅览室　141

定量感觉室　098

东　002

东北　002

东门　002

东南　002

东院区管理委员会　136

动脉硬化研究室　142

动态心电图室　068

动态血压室　069

动物房　113

动物实验室（动物房）　142

陡坡减速　013

读者服务处　141

蹲式厕所　008

多层螺旋 CT　117

多导睡眠检测室　097

多功能教室　139

多媒体教室　139

多媒体视听室　141

多排 CT　117

儿科　084

儿科病房（儿童病房）　036

儿科肠道门诊　085

儿科（副）主任医师　153

儿科观察室　085

儿科急诊　085

儿科急诊　103

儿科急诊药房　085

儿科门诊　085

儿科抢救室　085

儿科日间病房　085

儿科输液室　085

儿科心理学　087

儿科药房　121

儿科医师　151

儿科预检室 085
儿科诊疗室 085
儿科重症监护病房 111
儿科-重症医学科 085
儿科主治医师 152
儿科专家门诊 085
儿童保健部 087
儿童保健服务 087
儿童保健科（儿童保健管理科） 087
儿童保健门诊 028
儿童大楼 025
儿童康复门诊 087
儿童口腔保健门诊 087
儿童口腔科 093
儿童口腔科诊室 093
儿童气管镜室 085
儿童生长发育科 087
儿童生长资料室 087
儿童体格生长门诊 087
儿童体检室 087、123
儿童五官保健门诊 087
儿童心理测查室 087
儿童心理卫生门诊 087
儿童性发育门诊 087
儿童医学中心 050
儿童医院 050
儿童意外伤害防治中心 087
儿童营养科 087
儿童娱乐室 087
耳鼻喉科 123
耳鼻喉科示教室 089
耳鼻喉科医师 152
耳鼻喉科医院 053
耳鼻喉科治疗室 089
耳鼻咽喉科 089
耳鼻咽喉科急诊 089、103
耳鼻咽喉科门诊 089
耳鼻咽喉科专家门诊 089
耳鼻咽喉-头颈外科 089

耳病专科门诊 090
耳聋耳鸣及晕眩门诊 090
发热门诊 028
发热门诊（发烧门诊） 098
发热筛查室 098
发生紧急情况时，请按按钮报警（紧急时请
　　按此按钮） 165
发血室 113
法规处 138
法律顾问 156
法律顾问室 138
法医门诊 029
法医师 152
防御医学 109
防治院（所、站） 052
房颤门诊 067
访友等候区 024
放标本处 112、123
放疗估价处 100
放疗计划室 100
放免实验室 118
放射技师 155
放射科 115、123
放射科（副）主任医师 153
放射科片库 116
放射科写片室 116
放射科医师 152
放射科阅片室 116
放射卫生防护所 107
放射物理师 152
放射物品 164
放射性药物实验室 118
放射性治疗实验室 118
放射医学研究所 115
放射源 107
放射治疗科（肿瘤放疗科） 100
放射治疗中心 100
放映室 141
非限制区 024、110

非饮用水　009
肥胖病饮食　045
肥胖门诊　070
肺病科　131
肺功能室　063、123
肺科医院　054
肺脏移植科　074
废纸　124
分光光度室　113
分级护理　045
分院　050
分诊处　103
分诊台（分诊处）　030
分子病理室　115
分子生物学实验室　113
分子生物学研究室　142
分子遗传室　113
粉尘实验室　107
粪常规　112
风机房　144
风湿病科　132
风湿科　071
风湿免疫科　071
敷料间　110
服务部　027
服务时间（门诊开诊时间）　035
服务员　150
辅导员　155
辅助检查　034
负压隔离病房　036
妇产科　079
妇产科病房　036
妇产科急诊　103
妇产医院（妇产科医院）　055
妇儿医学中心　050
妇科　082、123
妇科病房　036
妇科彩超室　082
妇科分诊　082

妇科（副）主任医师　153
妇科观察室　082
妇科泌尿学　082
妇科内分泌门诊　082
妇科生殖道感染门诊　082
妇科微创门诊　082
妇科微创中心　082
妇科医师　151
妇科肿瘤科　082
妇科肿瘤科（肿瘤妇科）　099
妇科肿瘤门诊　082、099
妇科主治医师　152
妇女保健科　082、084
妇女病防治科　084
妇委会　137
妇幼保健院　050
妇幼健康教育中心　079
附属医院　051
复印、取病案处　140
复诊病历记录　034
副处长　150
副教授　155
副科长　150
副书记　149
副研究馆员　156
副研究员　155
副院长　149
副院长办公室　138
副主任护师　153
副主任技师　154
副主任科员　150
副主任药师　154
腹壁及疝外科　073
腹部超声室（腹部B超）　119
腹膜透析室　070
腹膜透析随访门诊　070
腹组阅片室　117
盖章　034
干部保健办公室　125

干部保健处 125

干部保健（老年医学） 124

干部门诊 125

肝病科 131

肝胆病科 131

肝胆腹腔镜外科 072

肝胆外科 072

肝胆医院 053

肝炎科 098

肝脏移植科 074

感觉统合训练室 087、107

感染性疾病科 098

感应出水 009

肛肠科（痔疮科） 072

肛肠医院 055

高场 MRI 117

高蛋白饮食 045

高干病房 125

高级工程师 155

高级讲师 155

高频治疗室 107

高热量饮食 045

高糖类饮食 045

高效液相色谱室 113

高血压门诊 067

高血压研究室 142

高血压研究所 069

高压氧科 126

高原病科 098

高原病研究所 098

高脂血症门诊 067

高脂饮食 045

隔离病房 036

隔离门诊 028

隔离区 024

隔离取血室 112

隔离卫生间 008

隔离医院 050

个人防护效果评价室 107

个人史 034

更年期保健科 084

更年期门诊 084

更衣室 034

工程部（项目部） 144

工程管理部 144

工程师 155

工会 138

工会主席 150

工具柜 143

工疗厅 098

工效学实验室 107

工作单位 034

工作间 034

工作中 163

公告栏（布告栏、院务公开栏、宣传栏） 035

公共检索 141

公共停车场 012

公共卫生医师 152

公用电话 022、144

功能训练室 133

供应保障区 106

供应保障组 106

供应室 126

宫颈癌诊治中心 082

宫颈病门诊 082

宫颈疾病诊治中心 082

宫腔镜室 082

骨按科 133

骨关节病治疗中心 076

骨关节科 076

骨科 075

骨科病房 075

骨科封闭室 076

骨科复查照相室 076

骨科门诊 075

骨科烧伤 076

骨科医师 151

骨科医院　054

骨科诊室　075

骨科整复室　076

骨科专家门诊　075

骨库　076

骨密度测量室（骨密度室）　118

骨软组织肉瘤外科　099

骨髓移植病房　069

骨质疏松门诊　075

骨肿瘤门诊　076

骨肿瘤门诊　099

骨组阅片室　117

顾客止步　027

挂号处（门诊挂号处、登记处）　029

关闭　005

观察病房（观察室）　036

观光电梯　019

冠心病监护病房　067

馆员　156

管理员　155

灌肠室　040

光疗室　106

光学相干断层扫描仪　088

规定食谱　046

规划财务处　142

贵宾厅　139

贵宾专用　159

贵重物品寄存　163

锅炉房　144

锅炉房（高压蒸汽灭菌室）　144

过道　027

过敏史　034

过敏史　045

过敏性鼻炎专科门诊　090

过敏药物　034

鼾症专科门诊　090

航海医学科　109

航空医学科　109

航天医学科　109

核医学科　117

红十字会　114

红十字会医院　050

后　002

后门　002

后勤处　143

后勤服务中心　143

后装操纵室　100

后装清洗室　100

后装治疗室（妇科后装室）　100

候诊区　024、032

呼吸道传染病诊室　064

呼吸道传染病诊室　098

呼吸内镜室　064

呼吸内科　063

呼吸内科门诊（呼吸门诊）　063

呼吸内科专家门诊　063

呼吸实验室　063

呼吸睡眠障碍门诊　064

呼吸治疗师　155

呼吸重症监护病房　063、111

护理部　140

护理处　140

护理等级　045

护理督导　153

护理培训室　140

护理学理学士　148

护理学士　148

护理学硕士　148

护理院（护理医院）　052

护理站　033、039、052

护理质量管理委员会　136

护理质量控制办公室　140

护理治疗车存放间　040

护理中心　052

护师　153

护士　153

护士长　153

护士长办公室　040

护士学校　056

护士值班室　041

华侨病房　125

华侨医疗中心　125

滑动开门　018

化验单粘贴处　035

化验员　155

划价处（估价处）　029

环保厕所　008

缓冲间　037

换药室　033

换药室（敷料间）　040

患者入口　004

患者止步　165

恢复期饮食　045

会合点　022

会计　143

会计室　142

会谈室（医患谈话间）　041

会议进行中请保持安静　162

会议区　024

会议室　138

会议厅〈规模较大的〉　139

会诊中心　033

婚前保健管理科　084

婚姻状况　034

火警119　017

火警电话　017

火警电话119　165

火情警报设施（发声警报器、紧急报警器）　017

火险出口　017

火险应急集合区　017

货梯（货运电梯、载货电梯）　019

击碎玻璃（击碎板面）　017

机房　145

肌电图室　067

肌兴奋治疗室　107

肌注皮试室　033

基建科　144

基建装备处　142

绩效管理办公室（经济管理办公室）　142

激光近视眼治疗中心　088

激光美容科　078

激光美容科　094

激光治疗室　093

Ⅰ级护理　045

Ⅱ级护理　045

Ⅲ级护理　045

急救分中心　105

急救网络管理科　106

急救医疗服务　106

急救医疗培训中心　106

急救医学研究所　106

急救员　155

急救站　052、056、105

急救中心　052、056、105

急诊　103

急诊B超室　104

急诊处置室　103

急诊创伤诊室　103

急诊分诊台（分诊台）　030

急诊观察室（急诊留观室）　031、104

急诊化验室　031

急诊化验室（急诊检验室）　104

急诊检验科　112

急诊介入科　031、103

急诊科　103

急诊科（急诊医学科）　031

急诊楼　025

急诊抢救室　104

急诊抢救室（抢救室）　031

急诊X射线检查室　104

急诊收费　103

急诊收费处　031

急诊手术室　031、104、110

急诊输液室　031、104

急诊下客处　103

急诊须知 035

急诊药房 103、121

急诊医学科 103

急诊医学科（急诊科） 100

急诊治疗室 103

急诊中心大楼（急诊楼） 025

急诊重症监护室 031、104、111

集体外借部 141

集团医院 050

籍贯 034

脊柱病房 075

脊柱门诊 075

脊柱专家门诊 075

计划生育办公室 138

计划生育管理科 083

计划生育检查室 083

计划生育科 083

计划生育门诊 083

计划生育手术室 083、110

计划生育宣教室 083

计划生育咨询室 083

计算机房 145

计算机控制 X 射线显影 116

计算机中心（电脑中心） 145

纪检监察办公室 137

纪律检查委员会（纪委） 137

纪委办公室 137

技工室 093

技能训练室 096

技师 154

技士 154

技术管理部 144

技术员 155

既往史 034

加湿净化器 043

加速器治疗室 100

家庭病床服务区 126

家庭地址 034

家庭治疗室 095

家族史 034

甲亢门诊 070

甲型肝炎门诊 098

甲状腺门诊 073

甲状腺乳腺外科（甲乳外科） 073

价格处 142

价格管理委员会 136

监察处 137

煎药室 134

检查、化验等候区 112

检查室 040

检验科 123

建卡 166

健教科（健康教育室） 140

健康促进与教育处 139

健康教育教室 063

健康教育科 063

健康教育栏 035

健康教育中心（健康教育所） 055

健康体检 122

健康体检大厅 123

鉴定诊室 096、097

讲师 155

交谊厅 043

胶囊内镜室 065

角膜病门诊 088

矫形器制作室 106

矫形外科医师 151

教师 155

教室 027

教授 155

教学办 141

教学（大）楼 026

教学医院 050

教育处 141

接待 021

接待室 139

接生房（产房） 040

节假日不开诊 035

节育咨询室 084

洁净区 110

洁净实验室 113

洁净室 033

洁具柜 143

结肠镜室 072

结核病防治所 098

结核病防治院 054

结核病科 098

结核病门诊 098

结核病研究所 098

结核病医院 054

结核科医师 151

结直肠外科（肛门大肠病外科） 072

结直肠肿瘤外科 099

解剖室 114

介入超声室 119

介入放射室 117

戒毒病房 094

戒毒治疗科 094

戒酒病房 094

仅供紧急情况下使用 159、165

仅供停放小车 013

紧急出口 004

紧急救护 017

紧急情况，请拨打××× 013

紧急时击碎玻璃 157

紧急疏散示意图 016

紧急医疗救援指挥调度中心 106

紧急医疗救援指挥中心 056、106

紧急医疗救援中心 056、106

紧握扶手 020

谨防扒手（当心扒手） 163

谨防落屑 157

谨防落屑 165

进入实验区，请穿好工作服 162

近距离治疗室 100

禁带宠物 158

禁食 045

禁止摆卖 161

禁止带火种 018

禁止逗留 158

禁止鸣笛 165

禁止燃放鞭炮 018

禁止燃放易燃物 018

禁止入内（严禁入内） 158

禁止锁闭 018

禁止停车 013

禁止通过 161

禁止吸烟 018

禁止吸烟（请勿吸烟） 158

禁止吸烟、饮食、逗留 158

禁止烟火 018

禁止用水灭火 018

禁止阻塞 018

经管医生 045

经颅磁刺激治疗室 097

经颅多普勒室 066、119

经食管超声心动图 119

经胸超声心动图 119

精神病司法鉴定科 096

精神病医院 054

精神康复科 095

精神科 094

精神科病房 036

精神科门诊 094

精神科医师 151

精神卫生科 095

精神卫生中心 052、095

精神卫生咨询室 095

精神药理学实验室 095

精神医学鉴定室 097

精液处置室 083

精子库 083

颈椎病专科 076

警告 161

警告！移动设施，切勿阻碍 165

警戒线，勿超越 161

警务室 144

静脉采血处 112

静脉药物配置中心 121

酒精库 121

救护车 103

救护车通道 103

救护车专用停车位（救护车专用通道） 159

救护车专用停靠处 103

就餐卡办理处 029

就餐卡办理处 144

就诊区 024

举报信箱（意见箱） 139

剧毒物品 164

卷筒卫生纸 009

军事医学科 109

均衡伙食 045

咖啡厅 144

开（开放） 005

开水间 043

开诊时间：周一至周五，早8：00至下午6：00/周六至周日，早8：00至中午12：00 035

康复技师 155

康复医学科 106

康复医院 051

康复中心办公室 107

靠右站立 左侧疾行 020

科别 034

科长 150

科技教育部 140

科室 148

科研教育办公室 140

科研科 140

科员 150

咳嗽科 132

可堆肥垃圾 124

可回收 124

可燃垃圾 124

空调 043

空调班 144

口内诊室 092

口腔病理科 093

口腔放射科 093

口腔颌面外科（颌面外科） 093

口腔颌面医学影像科 093

口腔技工室（口腔科技工室） 093

口腔健康宣教室 093

口腔科 091、123

口腔科（副）主任医师 153

口腔科急诊 103

口腔科门诊 092

口腔科医师 152

口腔科正畸修复室 092

口腔科治疗修复室 092

口腔科专家门诊 092

口腔内科 092

口腔黏膜科（牙周黏膜科） 092

口腔手术室 093、110

口腔图像分析室 092

口腔外科 092

口腔修复科 093

口腔修复诊室 093

口腔研究所 093

口腔医院 053

口腔硬组织检查室 093

口腔预防科（牙防科） 093

口腔正畸科（正畸科） 092

口腔正畸诊室 092

口腔种植科 093

口腔种植中心 093

口腔综合科（综合牙科） 092

库房 040

跨性别卫生间 008

垃圾箱（废物箱） 124

拉 005

蜡疗室 106

劳动工资处 140

劳动卫生职业病防治研究中心　107
老干部活动中心　138
老干处（老干科、老干部处、离退休办公室、离退休工作处）　138
老年病医院　055
老年呼吸科　125
老年口腔病研究室　093
老年口腔科　093
老年门诊　066
老年内分泌科　125
老年人、残疾人、军人优先　021、166
老年神经内科　125
老年肾科　125
老年消化科　125
老年心血管科　125
老年血液科　125
老年医学科　125
老幼乘梯需家人陪同　020
冷冻室　083
冷　009
离心机室　113
理发室　143
理疗科　106
理疗科医师（物理治疗师）　152
理学检查　123
连廊　022
联系方式　034
量血压处　123
疗养院　052
临床检验中心　051、055
临床免疫室　113
临床生化室　112、113
临床输血中心　114
临床微生物室　113
临床心理科　095
临床血液体液室　113
临床研究　046
临床药师办公室　122
临床药学室　121

临床医学院　141
临床营养科　126
临时陪护　108
临终关怀病房　108
临终关怀服务　108
临终关怀科　108
临终关怀协会　108
临终关怀医院（安宁疗护中心）　055
淋浴室　040
零售药店　027
留言栏　035
流行病学研究室　142
流行病医师　152
流质饮食　045
楼层平面图　027
楼层索引　027
×楼×出口　004
楼梯（步行梯）　019
陆军医院（陆军总院）　050
伦理委员会　136
轮椅借用　043
轮椅租借　022
螺旋断层放射治疗室　100
螺旋CT扫描室　117
麻风病医院　055
麻疹门诊　098
麻醉恢复室　109
麻醉科　109
麻醉科医师　151
麻醉器械库房　109
麻醉师　151
麻醉准备室　109
美容外科　094
美容整形外科　094
美容治疗室　094
美容中心　093
美容咨询室　094
门诊　060
门诊病案室　140

门诊（大）楼　025
门诊大厅　026
门诊服务中心　021
门诊检验科（室/区）　112
门诊楼　025
门诊手术室　033、110
门诊须知　035
门诊药房　121
门诊治疗室　033
蒙医学科　134
泌尿科医师　151
泌尿外科门诊　076
泌尿外科（泌尿科）　076
泌尿肿瘤外科　099
秘书处　138
免费　163
免费停车场　013
免疫病理室　114
免疫科　071
免疫门诊　071
免疫学实验室　112
免疫学研究所　112
免疫预防接种科　062
免疫预防门诊　062
免疫组化室　114
苗医学科　134
灭火设备　014
灭火专用　017
灭菌制剂室　121
民族医学科　134
模拟定位机操纵室　100
模拟定位机治疗室　100
模拟现场实验室　113
模型室　093
母婴保健中心　080
母婴同室　080
男更衣室　040
男淋浴室　041
男士止步　158

男体检室　123
男洗手间　006
男性科（男科）　076
男性生殖医学实验室　076
男诊室　032
男值班室　041
南　002
南出口　005
南门　002
脑病科　131
脑电图室　067
脑功能康复室　066
脑脊柱肿瘤外科　099
脑科医院　054
脑外科　074
脑血管病门诊　066
内　002
内分泌科　070
内分泌门诊　070
内分泌研究所　070
内分泌治疗中心　070
内镜室　065
内镜治疗室　065
内科　063、123
内科病房　036
内科副主任医师　153
内科候诊区　032
内科急诊　103
内科医师　151
内科诊区　024
内科重症监护病房　110
内科主任　150
内科主任医师　153
内科主治医师　152
内有灭火器　017
年龄　034、045、148
年　月　日　时　分　034
尿常规　112
尿动力学检查室　076

捏背室　133

颞颌关节疾病诊疗中心　093

颞下颌关节紊乱及颌面疼痛中心　093

宁养院（安宁疗护中心）　108

女更衣室　040

女淋浴室　041

女体检室　123

女洗手间　006

女性尿失禁防治中心　082

女医护更衣室　040

女诊室　032

女值班室　041

爬坡车道　013

帕金森病门诊　066

拍片室（摄片室）　116

胚胎移植室　083

培训室　141

配电柜　143

配电室　143

配电箱　143

配镜区　089

配膳部　144

配膳间（配餐室）　040

配血室　113

配药室　033

盆底康复治疗室　082

盆底康复重建外科　082

皮肤病门诊　093

皮肤病医院　055

皮肤科　093

皮肤科（副）主任医师　153

皮肤科急诊　103

皮肤科医师　151

皮肤科治疗室　093

皮肤科专家门诊　093

皮肤性病科　094

皮埋门诊　084

皮试　033、116

脾胃病科　131

平衡障碍室　098

平面配置图　027

评估室　107

普儿病房　086

普通病房　036

普通换药室　033

普通级动物室　113

普通门诊　028

普通取血处　112

普通外科　071

普通外科门诊　071

期刊组　141

其他标识　126

其他垃圾　124

起搏器门诊　067

起搏室　069

器官移植科　073

器械清洗室　082

前　002

前处理室　112

前门　002

潜水医学科　109

强电间　040

抢救室　031

亲友等候区　163

亲友等候区　165

青春期保健科　084

青春期教育室　095

青春期门诊　095

青光眼检查室　088

青光眼门诊　088

青少年门诊　085

青少年心理卫生科　095

倾斜试验检查室　069

清创缝合室　103

清洁区　024

清洗间　034

请爱护公共财产　164

请爱护公共设施　164

请按红色键呼救 166

请保持安静（禁止喧哗、请勿大声喧哗） 162

请保持病房安静 162

请扶好站好 020

请关闭手机 162

请关闭通信工具 162

请××号到××窗口 030

请××号到××柜台 029

请××号到××诊室 030

请节约用水 009

请节约用纸 009

请排队等候 159

请排队等候叫号 030

请让行动不便者优先使用 165

请随手关门 162

请勿触摸 159

请勿带宠物入内 164

请勿倒置↑ 165

请勿登踏 161

请勿挤靠××× 161

请勿践踏草坪 159

请勿践踏草坪 164

请勿乱扔废弃物 159

请勿拍照 159

请勿让您的孩子在扶梯上玩耍 164

请勿摄像 159

请勿摄影 159

请勿谈论病人隐私 164

请在黄线外等候 030

请在诊室外候诊 159

请照看好您的物品 164

请照看好您的小孩 164

请走旁门 035

区医院 052

区域 060

取报告 123

取报告处 112

取报告须知 035

取报告须知 123

取号 123

取号机（排队机、叫号机） 142

取检查、检验结果处 112、166

取精室（精液收集室） 076

取镜修理 089

取药处 033

取药处 121

全科医疗科 063

全科医师 151

全食（普通饮食） 045

让（避让） 013

热病饮食 045

热疗室 100

热 009

热水器 043

人工授精实验室 083

人工授精手术室 083

人流室 084

人民医院 051

人群防治研究室 142

人事处（人力资源部） 140

人事科（干部科） 140

认证认可与实验室管理处 141

认知治疗室 095

妊高征实验室 080

妊娠试验 084

日间病房 037

日间化疗病房 037

日间手术病房 037、110

日间手术中心 037

日间住院 108

日期 034

乳腺激光治疗室 073

乳腺科 073

乳腺门诊 073

乳腺钼靶室（乳腺拍片室） 117

乳腺肿瘤外科 099

入口 004

入院日期　045

锐器！请注意　161

弱电间　040

弱视治疗　088

腮腺炎门诊　098

嗓音外科　090

嗓音专科门诊　090

沙盘治疗室　096

膳食科　144

伤寒科　132

商业保险接待处　139

上　002

上楼楼梯　019

烧伤病房　036、078

烧伤急诊　078、103

烧伤科　078、132

烧伤门诊　078

烧伤整形科　078

烧伤专家门诊　078

设备科　144

社工室　108

社会工作科　140

社会工作者　108、156

社区卫生服务中心　052

摄像室　139

摄影室　139

摄影室　141

伸手出水　165

身高体重腰围测量　124

神经电生理室　066

神经康复室　066

神经科医师　151

神经内科急诊　103

神经内科门诊　065

神经内科（神经科）　065

神经外科　074

神经外科门诊　074

神经外科医师　151

神经心理室　066

神经行为室　066

神经遗传病门诊　066

神经组阅片室　117

审计处　137

肾病科　131

肾病门诊　070

肾内科（肾病科、肾科）　070

肾盂检查室　117

肾脏病研究所　070

肾脏移植科　074

生产日期：2002 年 3 月 25 日　121

生化实验室　112

生化危险，请勿入内　161

生化遗传室　113

生化制剂室　121

生活广场　027

生活垃圾暂存处　124

生活设施　043

生物安全　113

生物安全操作柜　113

生物反馈室　097

生物技术核心实验室　142

生物医学工程研究室　142

生殖医学科　082

生殖医学门诊　082

生殖医学中心　055

生殖医学中心　082

生殖遗传室　112

声疗室　106

省（省立）医院　052

××省（市/县）急救中心　057

××省（市/县）××研究所　057

××省（市/县）医院　056

××省（市/县）中医院　057

失物招领　022

失物招领处　163

失效期：2002 年 3 月 25 日　121

施工请绕行　165

石膏房（石膏室）　076

实习护士（见习护士）　153

实习医师　150

实验区　024

实验室　060

食疗技师　156

食堂（餐厅）　026

示教室　041

市（市立）立医院　052

试表处（测体温）　030

试管婴儿实验室　083

试管婴儿手术室　083

视觉电生理检查室　088

视力检查　123

视力检查表　089

视力筛查室　089

视力室　123

视频会议室　139

视频脑电室　067

视听测检室　089

视听服务组　141

视野室（视野检查室）　088

视野验光室　088

适当热量饮食　045

室（房、间）　060

室内消防栓　015

室外消防栓　015

收发室　139

收费　123

收费处　029

收费停车场　013

收费项目　142

收款台（收银处）　022

收银员　150

手工训练室　098

手机充电处　022

手术部位　045

手术恢复室　110

手术名称　045

手术室　109

手术室家属等候区　110

手术室专用电梯　020

手外科　076

手外科病房　076

手外科急诊　076、103

手外科门诊　076

手外科专家门诊　076

手显外科　076

手续办理　021

书画治疗室　097

输血管理委员会　136

输血科　113

输液观察室　033

输液区　024

输液室　033

术前准备　046

数字减影血管造影　117

数字胃肠造影室　116

刷手间　110

双手下拉纸巾　009

双学士　148

双源CT室　117

水处理室　070

水痘门诊　098

水疗室　106

睡眠呼吸暂停检测室　064

睡眠监测室　064

睡眠障碍门诊　066

硕士　148

硕士研究生　148

硕士研究生导师　155

司法鉴定科　096

司机班　143

私事勿入　159

死亡证　126

宿舍　027

宿舍楼　144

宿舍区　024

塑料　124

碎石室　077

所　060

胎心监护室　080

太平间　144

探视入口　004

探视须知　035

糖尿病教育专员　156

糖尿病科（消渴病专科）　132

糖尿病门诊　070

糖尿病饮食　045

逃生梯　016

陶艺治疗室　097

讨论室　041

特别护理　045

特藏组　141

特殊换药室　033

特殊染色室　114

特需病房　036

特需门诊（特约门诊）　028

特需药房　121

特诊药房　121

特种医学科　108

特种医学与军事医学科　108

疼痛科　110

疼痛门诊（镇痛门诊、止痛门诊）　110

提供拐杖　022

提供轮椅　022

体格检查　034、123

体检　123

体检科（体检部）　122

体检中心　055

体疗厅　097

体外操纵室　100

体外受精-胚胎移植室　083

体外治疗室　100

体液常规化验室　112

天平室　113

听力室　090

听力与语言医学中心　090

停　013

停车场　012

停车场出口　013

停车场入口　013

停车场须知　013

停车车位　013

停车处（棚）　144

停车费　013

停车领卡　013

停车楼　012

停车时限　013

停车收费系统　013

通道两侧禁止停车　013

通往×××　003

统计室　140

统战部　137

头颈肿瘤科　089

头颈肿瘤外科　099

头颈肿瘤专科门诊　089

头痛门诊　066

投入口　035

投诉电话　035、139、165

投诉信箱（举报信箱）　035

透视室　116

图书馆　141

团体心理辅导室　096

团委　137

团委办公室　137

推床等候区　126

推广服务组　141

推　005

推拿技师　155

推拿牵引室　107

脱髓鞘疾病门诊　066

外　002

外宾门诊　125

外国留学生　148

外借部　141

外科　071、123

外科病房　036、071

外科处置室　103

外科（副）主任医师　153

外科灌肠室　071

外科候诊区　033

外科换药室　071

外科急诊　103

外科（急诊）分诊处　103

外科检查　071

外科楼　025

外科门诊　071

外科实验室　071

外科示教室　071

外科手术室　110

外科特级专家门诊　071

外科无菌室　071

外科医师　151

外科诊区　024

外科治疗室　071

外科重症监护病房　110

外科主任　150

外科主治医师　152

外科专家门诊　071

网络工作室　145

网络管理部　145

网络维护室　145

网络预约　123

网瘾戒断室　096

危难时请速报110　165

危险！门前严禁放置任何物品　165

危险物品　164

危险药品库　121

危险止步　161

微波炉　043

微创外科　073

微量元素检测室　113

围产保健管理科　079

围产保健室　079

围产检测室　079

围产期保健科　084

围产医学科　079

维吾尔医学科　134

维修室　144

卫材库　144

卫生保健所　053

卫生室　052

卫生所　052

卫生学校　056

卫生员（护工）　153

卫生员（军队）　156

卫生院　052

卫生站　052

卫生职业技术学院　056

胃肠动力检查室　065

胃肠动力实验室　065

胃肠外科　072

胃肠肿瘤外科　099

胃电图室　065

胃镜检查　124

胃镜室　065

文书档案处　138

问询处（咨询处、服务指南）　021

污染区　024、110

污水处理站（点）　144

污梯（污物电梯）　020

污物间　042、110

污物间〈临时存放医疗废弃物〉　042

污衣间　042

无抽搐电痉挛治疗中心　097

无抽恢复室（无抽搐电痉挛恢复室）　097

无抽诊室（无抽搐电痉挛治疗门诊）　097

无抽治疗室（无抽搐电痉挛治疗室）　097

无创心功能检查室　069

无痛内镜室　065

无痛人流室　084

无性别厕所　008

无烟医院　018

无盐饮食　045

无障碍厕所　008

无障碍电话　021

无障碍电梯　020

无障碍坡道　021

无障碍设施　021

无障碍停车位　021

无障碍通道　021

无障碍卫生间　021

无脂饮食　045

舞蹈治疗室　098

物理治疗室（理疗室）　106

物业部（房管科）　143

物资采购部　144

雾化吸入室　064

西　002

西北　002

西门　002

西南　002

西药房　120

吸烟区　024

吸烟室　024

洗涤间　040

洗片室　116

洗手间　040

洗手间（厕所、卫生间）　005

洗手液　009

洗衣房　043、143

洗衣机　043

细胞免疫研究室　142

细胞生物学研究室　142

细胞实验室（细胞室）　112

细胞学实验室　112

细胞遗传室　113

细胞与组织培养实验室　142

细菌室　112

细软饮食　046

下　002

下班　005

下楼楼梯　019

纤维支气管镜室（气管镜室）　064

显微镜室　113

现病史　034

现场抢救区　106

现场抢救组　106

现金取款机（自动取款机）　142

现在位置　027

限制区　024、110

献血办公室　114

项目管理办公室（项目办）　142

消毒供应中心　126

消毒柜　043

消毒员　156

消防安全门　017

消防按钮　017

消防车　015

消防软管卷盘　015

消防设施（消防器材）　014

消防手动启动器　016

消防栓　040

消防栓箱　015

消防栓（消火栓）　014

消防水泵结合器　015

消防水带　015

消防水带 闲人勿动　017

消防水带，用时击碎玻璃　017

消防梯　016

消防应急面罩　016

消防应急照明灯　016

消防员专用开关　016

消化病研究所（胃肠病研究所）　064

消化病诊疗室　064

消化科医师　151

消化内镜中心　064

消化内科病房　064

消化内科门诊（消化门诊）　064

消化内科（胃肠内科）　064

消化内科（消化科）　064

消化实验室　064

小儿-传染病科 085

小儿-骨科 086

小儿-骨科病房 087

小儿-骨科急诊 087、103

小儿-骨科门诊 086

小儿-骨科专家门诊 086

小儿-呼吸科 085

小儿-泌尿外科 087

小儿-免疫风湿科 085

小儿-免疫科 085

小儿-内分泌科 085

小儿-普通外科 086

小儿-神经科 085

小儿-神经外科 087

小儿-肾病科 085

小儿外科 086

小儿外科病房 086

小儿外科门诊 086

小儿-消化科 085

小儿心肺功能室 085

小儿-心脏病科 085

小儿-心脏科 087

小儿-胸心外科 087

小儿-血液病科 085

小儿-血液肿瘤科 085

小儿-眼科 085

小儿-遗传病科 085

小儿与遗传眼病专科 088

小儿-预防注射 085

小卖部 144

24 小时动态心电图 068

24 小时药房服务 121

小心玻璃 157、163

小心地滑 163

小心脚下（注意台阶，请小心台阶，请当心脚下） 163

小心磕碰 163

小心空隙 163

小心路滑 013

小心碰头 163

小心台阶 157

小心烫伤（小心高温） 163

哮喘病科 132

哮喘门诊 063

斜视与弱视门诊（斜弱视门诊） 088

心病科 131

心导管室 067

心电图室 068、123

心电向量室 069

心房调搏室 069

心功能室（心功能检查室） 069

心肌病门诊 067

心理测量室 095

心理测试室 095

心理科 095

心理卫生门诊 028

心理医生 152

心理治疗室 095

心理咨询室（心理健康咨询） 028

心理咨询室 095、123

心理咨询专家门诊 095

心律失常门诊 067

心内科病房 067

心内科门诊 067

心内科重症监护病房 111

心内科专家门诊 067

心外科（心血管外科、心脏大血管外科） 078

心血管内科（心内科） 067

心血管外科重症监护病房 111

心血管研究所 069

心脏病门诊 067

心脏超声室 119

心脏外科 078

心脏外科医师 151

心脏移植科 074

新生儿病房 036、086

新生儿抚触室 086

新生儿隔离门诊 086

新生儿科 086

新生儿科重症监护病房 111

新生儿门诊 086

新生儿水疗抚触 086

新生儿随访门诊 086

新生儿外科 086

新生儿外科门诊 086

新生儿重症监护室 086

新闻办 138

信访办 139

信息科 145

猩红热门诊 098

行政（大）楼 026

行政组 141

性别 034、044、148

性病病房 037

性病科 094

性病医院 055

性病与艾滋病防治院 055

性病咨询门诊 028、094

姓名 034、044、148

胸部肿瘤外科 099

胸科医院 053

胸腔镜室 078

胸透室 116、124

胸外科 078

胸外科门诊 078

胸外科医师 151

胸心外科 078

胸组阅片室 117

休息室 042

需要帮助请按钮 046

许可证 126

宣传部 137

旋转消防栓 015

眩晕检查室 090

穴位敷贴治疗室 133

学士 148

学术报告厅 139

学术厅大礼堂 139

学术委员会 136

血常规 112

血常规化验室 112

血管超声室 119

血管内超声 069、119

血管外科 078

血管造影室 117

血库 113

血尿门诊 070

血培养室 112

血气分析室（血气室） 112

血气室 063

血清库 142

血透室 070

血透中心 070

血液病科 132

血液病门诊 069

血液病研究所 069

血液告急 165

血液管理办公室 114

血液管理处 139

血液化疗科 099

血液净化室 070

血液净化中心 070

血液科医师 151

血液流变研究室 142

血液内科（血液科） 069

血液室 112

血液透析病房 070

血液透析随访门诊 070

血液中心 055、114

巡回护士 153

循环组阅片室 117

压下报警 017

牙科 092

牙科手术室 110

牙科医师 152

牙科诊室　092
牙科诊所　092
牙科主治医师　152
牙片室　093
牙髓科　092
牙髓科门诊　092
牙体牙髓科　092
咽喉气管食管外科　090
严禁明火　158
严禁攀登　161
严禁随地吐痰　161
严禁携带易燃易爆等危险品　158
严禁倚靠　161
言语治疗室　106
研究馆员　156
研究生　148
研究实习员　155
研究室　141
研究所所长　155
研究员　155
眼 B 超室　089
眼底激光室　089
眼底照相室　089
眼动检查室　089
眼耳鼻喉科医院　053
眼激光室　088
眼科　087、123
眼科暗室　089
眼科 A/B 超室检查室　089
眼科急诊　088、103
眼科门诊　088
眼科门诊缝合室　088
眼科示教室　089
眼科手术室　088、110
眼科医师　152
眼科医院　053
眼科主治医师　152
眼库　089
眼眶病与眼肿瘤科　088

眼球运动实验室　089
眼外伤门诊　088
眼震电图室　067
眼整形科　088
验光配镜　089
验光师　152
验光室　089
验尿　112
阳光厅　040
氧气站（氧气班）　144
样本处理室　112
腰穿室　066
瑶医学科　134
药房　120
药剂科（药学部）　120
药剂师（药师）　154
药剂士　154
药剂士（配药员）　154
药剂士（药士）　154
药检室　121
药库（西药库）　121
药流分诊　084
药品采购部　122
药品临床研究基地　122
药品质量控制室　121
药事管理委员会　136
药事管理与药物治疗学委员会　136
药物检验所　121
药物依赖门诊　094
药物依赖治疗中心　094
药物咨询室　121
药械科　120
药学部　120
药学信息室　121
药学院　056
药氧治疗室　106
药浴室　084、133
野战外科　109
野战医院　050

夜间门诊　028
夜间陪护　108
夜间取血请按门铃　162
一/二/三/四/五层（楼）　003
衣帽寄存处　022
医保定点药房　052
医保定点医疗机构　052
医护餐厅　040
医护更衣室　040
医技楼　026
医科大学　056
××医科大学附属××医院　057
××医科大学××（专业）博士点　057
医疗保险　143
医疗保险办公室（医疗保险管理办公室、医
　保办公室、医保办）　139
医疗处　139
医疗废物　124
医疗机构　034
医疗机构管理处　139
医疗急救电话120　106、166
医疗急救通道　166
医疗集团　050
医疗技师　156
医疗技术临床应用管理委员会　136
医疗美容科　094
医疗美容室　094
医疗器械管理委员会　136
（医疗卫生）研究所　056
医疗质量管理委员会　136
医生办公室　040
医生值班室　041
医师　150
医师签名　034
医士　150
医梯（医用电梯）　019
医务部　139
医务部（卫生室）　051
医务处　139

医务接待员　156
医务社工　156
医务室　053
医学博士　148
医学工程室（医工室）　144
医学顾问　149
医学检验科　111
医学情报室　141
医学影像科　115
医学影像中心　055
医学院　056
医用材料采购部　144
医用废弃物　124
医院　049
医院感染管理委员会　136
医院行政总监　149
医院主人口　004
医院主停车场　012
仪器存放间　040
仪器室　040
仪器暂存室　040
胰腺外科　073
胰腺肿瘤外科　099
遗传筛查室　080
遗传试验室　112
遗传心理科　095
遗传诊断中心　113
遗传咨询室　080
彝医学科　134
乙型肝炎门诊　098
已消毒　163
义齿加工中心　093
义工站　108
艺术治疗厅（艺疗厅）　097
抑郁症门诊　094
抑郁症诊室　095
抑郁症治疗中心　095
易燃　017
易燃品，严禁吸烟　017

易燃气体　017

易燃物品　164

易消化饮食　045

疫苗接种　123

疫苗室　062

意见箱（门诊满意调查回收箱）　035

因故停用　012

阴道超声室　082

阴道超声室（阴超室）　119

阴道镜室　082

饮水净水器　043

饮用水　009、022

应急电话，按下按钮即可通话　017

婴儿护理台　081

婴儿检查室　086

婴儿室　080

婴儿浴室　086

婴幼儿保健咨询　087

婴幼儿营养保健中心　087

荧光造影室（眼底荧光造影室）　088

营养测定室　071

营养护士　153

营养科　144

营养科医师　152

营养门诊　028、070

营养师　156

营养食堂　144

营养室　126

营业中　005

影像尿动力学检查室　076

影印室　141

用水请踩踏板（踏板放水）　009

用药咨询（便民服务台）　121

优生优育实验室　084

由此至上楼　019

由此至下楼　019

油漆未干　165

有电危险　161

有害垃圾　124

有害气体！注意安全　161

诱发电位室　067

娱乐室（文化活动室）　138

娱疗厅　097

语言训练室　090、106、107

浴室　143

预防保健科　062

预防保健中心　063

预防接种科　062

预防门诊　028、063

预防与健康教育处　139

预检筛查室　113

预约处（现场预约）　029

预约（现场预约）　123

遇有火灾请勿用电梯　020

园艺班　143

员工停车场　012

员工通道（患者止步）　158

远程会诊中心　145

远程医学　145

远离火源　017

院报编辑部　137

院长　149

院长〈大学下属院、系的领导〉　149

院长办公室　138

院长接待日　139

院长信箱　035、139

院感管理　124

院感科　124

院总值班室　139

阅览室　141

阅览组　141

孕妇学校（妈妈学校）　079

孕妇营养定量检测　080

孕期饮食　046

运动心电图室　069

运动医学科　107

运动医学科病房　107

运动医学科门诊　107

193

运动医学科专家门诊　107

杂志编辑部　141

再造整形外科　094

在职研究生　148

暂停服务　005、165、166

暂停使用　165

暂停收款　165

早期育儿教育门诊（早教门诊）　087

皂液分发器　009

造血干细胞采集室　069

造血干细胞移植实验室　069

噪声实验室　107

责任护士　045、153

扎染治疗室　098

站　060

照相　123

针灸科　130

针灸室　106

诊断　045

诊疗中心　052

诊室　032、052

诊所（门诊部）　051

诊所主任　156

真菌室　094

振动实验室　107

整体护理病房　036

整形激光美容外科　094

整形美容科　078

整形外科　078

整形外科门诊　078

整形外科医院　054

正电子发射计算机断层显像　118

正电子发射型磁共振成像中心　118

正在维修　165

政研处　138

支具矫形师　151

脂肪肝诊室　064

直肠镜室　072

直属机关党委　137

值班经理台　022

值班室　041、139

职称　148

职工食堂　144

职工医院　056

职务　148

职业　034

职业病防治院　107

职业病科　107

职业病医院　054

职业病诊断鉴定委员会　107、136

职业病咨询门诊　107

职业技能室　096

职业卫生科　107

职业卫生所　107

职业卫生医师　152

纸巾　009

指血常规　112

指血生化　112

志工服务台　030

制剂室　121

质量控制办公室（质控办）　139

质量控制中心　055

治疗内镜研究室　065

治疗室　033、040

治疗药物浓度监测室　113

治未病中心　055

智力测查室　087、107

中　002

中成药房　120

中低频治疗室　107

中风病科　131

中国人民解放军××医院　057

中西医结合科　134

中西医结合医学　134

中西医结合医院　051

中心实验室　142

中心卫生院　052

中心药房（病区药房、住院药房）　121

中药代煎室　121
中药房　120
中药库　121
中药熏蒸室　133
中药研究室　121
中药制剂室　121
中医不孕不育门诊　132
中医多动症门诊　133
中医儿科　085、129
中医耳鼻咽喉科　129
中医妇产科　129
中医妇科　129
中医妇科门诊　132
中医肛肠科　130
中医骨病治疗科　133
中医骨伤科　129
中医候诊室　133
中医急诊科　130
中医康复科　130
中医咳嗽门诊　132
中医口腔科　129
中医老年医学科　130
中医理疗科　130
中医门诊　133
中医内科　129
中医皮肤科　093、129
中医皮肤科门诊　093
中医皮肤门诊　132
中医气管炎门诊　132
中医乳肝门诊　132
中医神经疼痛门诊　132
中医师　151
中医特级专家门诊　133
中医推拿科　130
中医外科　TCM Surgery　129
中医胃炎门诊　132
中医消化门诊　132
中医心脑血管病门诊　132
中医研究院　051

中医眼科　088、129、133
中医养生学　130
中医院（中医医院）　051
中医正骨科　133
中医肿瘤科　129
中医专家门诊　133
中医紫癜门诊　132
中专　148
肿瘤放疗室　100
肿瘤化疗科　099
肿瘤科　098
肿瘤科病房　099
肿瘤科门诊　099
肿瘤科实验室　099
肿瘤内科　099
肿瘤内科病房　099
肿瘤内科门诊　099
肿瘤外科　078、099
肿瘤外科病房　099
肿瘤外科门诊　078、099
肿瘤医院　054
种植诊室　093
重性精神病门诊　094
重症监护病房　036
重症医学科　110
周围神经和肌肉病门诊　066
周围血管超声室　119
主动音乐治疗室　097
主管护师　153
主管技师　154
主管药师　154
主检室　123
主任办公室　040
主任护师　153
主任技师　154
主任科员　150
主任药师　154
主入口　004
主诉　034

主治医师　152

助产士　153

助教　155

助理工程师　155

助理馆员　156

助理护士　153

助理讲师　155

助理研究员　155

助听器验配室　090

住院服务中心　021

住院号　045

住院楼　025

住院区　024

住院手术室　110

住院须知　035

住院医师　150

注册护士　153

注射室（肌注室）　033

注射输液室　033

注意　163

注意上方　157

铸造室　093

专家介绍栏　035

专家门诊　028

专家门诊时间一览表　035

专家诊区　024

专科医院　050

专业人才管理处　140

专用停车位　159

转送中心　034

壮医学科　134

追尾危险　013

准备室　040

准分子激光室　088

咨询处　030

咨询台　141

资产处　142

滋补饮食　045

子宫输卵管造影室　082

紫外线灯　043

自动查询缴费机　142

自动扶梯　019

自动提款机　022

自习室　141

自行车停放处　013

自助服务　142

自助服务区　024

自助挂号（自助挂号机）　029

自助预约机　029

总服务台（导诊台）　021

总护士长　153

总务部（总务科）　143

总住院医师　150

综合内科　063

综合药房　121

综合医院（总医院、中心医院）　049

综合治疗科　100

组织部　137

组织化学染色室　114

作业疗法室（作业治疗室）　106

其他

A 型超声　119

AB 型超声　119

B 超　119

B 超检查　124

B 型超声　119

^{13}C 呼气实验室　064

CR 摄片室　116

CT 室（CT 检查室、CT 扫描室、CT 摄片室）　117

CT 控制室　117

CT 模拟机室　100

CT 血管造影　117

CT 阅片室　117

DR 摄片室　116

ECT 室　118

ERCP 室　065

HBV 携带者诊室　098

IC 卡电话　022

M 型超声　119

P2 实验室　113

PCR 室　112

PCR 实验室　142

PET 室　118

PET-CT 中心　118

RNA 实验室　142

SPE 动物实验室　113

SPECT 机房　118

X 射线技术员　155

X 射线立体定向放射治疗室　100

X 射线诊断室　116

参 考 文 献

[1] Jacob L. Mey. Pragmatics：An Introduction［M］. Second edition，Blackwell Publishers Ltd. 2001.

[2] 洪班信. 医学英语常用词辞典［M］. 北京：人民卫生出版社，2004.

[3] 戴宗显，吕和发. 公示语汉英翻译研究——以 2012 奥运会主办城市伦敦为例［J］. 中国翻译，2005，(6)：38-42.

[4] 马建忠，赵之重，马伟. 英文公示语的示意功能与语用特色［J］. 美中外语，2006，(2)：29-32.

[5] 俞康民，胡锦华等. 重视中英文对照医院标牌管理［J］. 江苏卫生事业管理. 1995，(5).

[6] 熊兵. 美国结构主义语言学——回顾与反思［J］. 外语与外语教学，2003，(8)：50-53.

[7] 陈沂. 医院双语标识英文译法的问题及对策［J］. 福建医科大学学报，2008，(3)．

[8] 曹荣桂，等. 医院管理学［M］. 北京：人民卫生出版社，2003.

[9] 韩礼德. 功能语言导论［M］. 北京：外语教学与研究出版社，2000.

[10] 何自然. 语用学与英语学习［M］. 上海：上海外语教育出版社，1997.

[11] 王劲，金绍志. 美国医院管理模式引进与相关术语翻译［J］. 中国医院管理，2003，(12)：74-77.

[12] 陈淑莹. 标示语英译的语用失误探析［J］. 四川外语学院学报，2006，(1)：117-120.

[13] Della Thompson. 牛津袖珍英汉双解词典［M］. 北京：外语教学与研究出版社，2002.

[14] 樊才云，钟含春. 科技术语翻译例析［J］. 中国翻译，2003，17 (1)：47-48.

[15] 罗选民，黎士旺. 关于公示语翻译的几点思考［J］. 中国翻译，2006，(4)．

[16] 李照国. 简明汉英中医词典. 上海：上海科学技术出版社，2002.

[17] 李照国. 中医基本名词术语英译国际标准化研究：理论研究、实践总结、方法探索. 上海：上海科学技术出版社，2008.

[18] 谢竹藩. 新编汉英中医药分类词典. 北京：外文出版社，2002.

[19] 《汉英医学大词典》编辑委员会. 汉英医学大词典. 北京：人民卫生出版社，1987.

[20] 金其斌. 医疗卫生行业公示语英译现状调查与分析——以深圳市 8 所医疗机构为例. 中国翻译，2008，(3).

[21] 王守仁. 公共标志英文译写指南［M］. 南京：南京大学出版社，2010.

[22] 王颖，吕和发. 公示语汉英翻译［M］. 北京：中国对外翻译出版公司，2007.

[23] 李海清，刘华文. 刍议我国"口腔医院"的名称英译［J］. 上海翻译，2014，(2)：84-87.

[24] 孔祥国，丁杨，都立澜. 北京市医院标识语英译的错误分析—基于六家三甲医院的调查［J］. 中国继续医学教育，2014，6 (5)：22-24.

[25] 谢苑苑. 杭州市公共场所公示语翻译错误实例分析［J］. 浙江科技学院学报，2013，25 (2)：92-96.

[26] 欧周罗. Cancerhospital 还是 Tumorhospital［J］. 中国科技术语，2012，33 (2)：33-34.

刚接触标识语的翻译时，并不怎么在意，以为也就是几个单词、几个术语对应的问题，无非是一些雕虫小技。沉下去深入探究之后，才发现自己越"陷"越深。

首先，标识语应用之广、数量之多超乎想象。涉及道路交通、城市地名、组织机构、职务职称、旅游景区、体育设施、医疗卫生、商业服务、文化设施、海关口岸、金融服务、公安司法、教育科技、饮食菜品等方方面面，仅就笔者关注的医疗机构标识语而言，一家大型综合医院标牌就多达四五千个，一个城市里医疗卫生的标牌保守估计也得有好几万个。

其次，标识语英译错误之多、翻译之随意超乎想象，日常生活场所如此，遑论专业性很强的医疗机构标识英译了。在公示语翻译无标准、使用无规范、参考无依据、应用无对照的情境下，近年来错误乃至可笑的公共场所双语标志屡见报端也就可以理解了。这看似是小事，实则关系到一个城市乃至一个国家的整体形象，已为众人所共识。

第三，转变思维之难、寻求最佳译法之不易超乎想象。中英文公共标识语各具特色，标识语英译失误的原因众多，其中中西方思维、表达方式的不同所致自身特殊的语言特殊性是英译过程中最难克服的。这也使得标识语汉英互译中的"中式英语"屡见不鲜。那些语法正确、含义明确、表达方式融入中国思维习惯的标识"中式英语"是否应彻底扫除，还是有所保留，学界亦有争论。

标识语属于社会管理用语范畴，是应用于社会公共场合的一种特殊语言现象、文化形象。多年前，笔者承担标识语研究的社科课题时，也就想着发表一两篇论文了事，从不敢奢望出版专著。然而，这一时期，我国全球化进程加快，时不时闯入眼帘的错误译法令我"吹毛求疵"的兴趣大增。加之，家人朋友、前辈师长不断予以帮助和鼓励，使我一路走来，虽停停续续、拖拖拉拉，但也有"与其等风来，不如追风去"之感。从原先翻译切入，将选题逐步逐步缩小到医疗机构的标识语英译上，更需日积月累、小处着眼、大处辨析。

对标识语英译的琢磨愈深，愈令人感受到研究与写作的快乐，至今得以出版，实感不易。本书出版之时，适逢国家质量监督检验检疫总局、国家标准化管理委员会联合发布了《公共服务领域英文译写规范》（GB/T 30240），并于 2017 年 12 月 1 日起正式实施。标准的发布说明国家致力于改善当前公共服务领域英文译写不规范现象的决心，这也是提高国家外语服务质量和服务能力的重大举措，对于为国家改革开放事业提供语言文字方面的支持和保障具有重大意义。然而，其第七部分：医疗卫生，能提供的译法示例也只有医疗卫生机构名称、服务信息、专用名词等三大类计 391 条，远不能满足医疗机构中英文对照标识制作的现实需求。而本书的出版正可弥补这一缺憾，令笔者感到诸多付出确有所值，倍感欣慰。

本书编著过程中，得到了很多领导和朋友的大力支持，得到了曾在国内工作数年的美籍医学博士戴蒙、旅居美国多年的张昆仲博士、黄弼勤博士的热心帮助。许多医生朋友为我提供资料，结合他们在国外医疗机构进修、访学的经历，与我交流、探讨最佳译法，我所在的外国语学院的领导、同事、专家学者给予了很多鼓励与支持，在此一并致谢。